Sara Paulina Gallegos Orozco

El efecto de los simbióticos en la microbiota intestinal

Sara Paulina Gallegos Orozco

El efecto de los simbióticos en la microbiota intestinal

Simbióticos analizados como alternativa de tratamiento en el Síndrome de intestino irritable

Editorial Académica Española

Imprint

Cover image: www.ingimage.com

Publisher:
Editorial Académica Española
is a trademark of
Dodo Books Indian Ocean Ltd., member of the OmniScriptum S.R.L Publishing group
str. A.Russo 15, of. 61, Chisinau-2068, Republic of Moldova Europe
Printed at: see last page
ISBN: 978-620-0-03782-4

ÍNDICE GENERAL

RESUMEN

Introducción: El Síndrome de intestino irritable (SII) se define como un trastorno funcional gastrointestinal, que se caracteriza por dolor abdominal recurrente, y alteración de la frecuencia y aspecto de las deposiciones. Cuenta con diversos tratamientos disponibles, sin que hasta el momento haya destacado ninguna estrategia terapéutica en especial. La fisiopatología del SII permanece inexplicada, aunque diversas líneas de evidencia sugieren un papel importante de la microbiota intestinal. Los meta-análisis apuntan a un efecto modesto pero significativo de la probiótico-terapia sobre la sintomatología en el SII en sus diferentes sub-clasificaciones.

Objetivos: Elaborar una bebida simbiótica y evaluar su efecto sobre la microbiota intestinal, específicamente en los filos *Bacteroidetes* y *Firmicutes* mediante técnicas moleculares, en estudiantes mexicanos con SII en un estudio de intervención, simple ciego, controlado con placebo.

Materiales y métodos: Se incluyeron a 8 sujetos estudiantes mexicanos de la Licenciatura en Medicina UPAEP con SII quienes fueron diagnosticados antes y después de la intervención, mediante los criterios de Roma IV y el cuestionario IBSSS. La edad promedio de los estudiantes fue de 19 ± 0.52 años de edad y se incluyeron ambos sexos, el 87.5% fueron mujeres y el 12.5% fueron hombres. El estudio consistió en 3 fases, la primera fue la elaboración de la bebida simbiótica a base de aguamiel y bacterias probióticas obtenidas del pulque. La segunda fase consistió en la intervención con una duración de 8 semanas, un grupo fue intervenido con la bebida simbiótica y a otro grupo se le intervino con una bebida placebo. En ambos casos, se les solicitaron a los estudiantes muestras de heces fecales antes y después de dicha intervención. Finalmente, la tercera etapa consistió en la extracción de ADN bacteriano de las muestras fecales y se analizó mediante qRT-PCR, antes y después del tratamiento.

Resultados: El consumo de una bebida simbiótica mejoró la sintomatología reportada de manera subjetiva en los Cuestionarios de Roma IV y el IBSSS al finalizar el tratamiento. Además, cambió la composición de la microbiota intestinal, específicamente en los filos *Bacteroidetes* y *Firmicutes*, de acuerdo a la sub-clasificación del SII. En SII-E y SII-M disminuyó la cantidad de *Bacteroidetes* y aumentó la cantidad de *Firmicutes*. En SII-D, aumentó la cantidad de ambos filos antes mencionados. Finalmente, en SII-NC disminuyó la cantidad de ambos filos al finalizar el tratamiento.

Palabras clave: SII, probióticos, prebióticos, dieta, microbiota.

ABSTRACT

Introduction: Irritable bowel syndrome (IBS) is defined as a functional gastrointestinal disorder, characterized by recurrent abdominal pain, and alteration of the frequency and appearance of bowel movements. It has various treatments available, without so far has highlighted any therapeutic strategy in particular. The pathophysiology of IBS remains unexplained, although several lines of evidence suggest an important role of the gut microbiota. The meta-analyzes point to a modest but significant effect of the probiotic-therapy on the symptoms in IBS in its different sub-classifications.

Objectives: To elaborate a symbiotic beverage and evaluate its effect on the gut microbiota, specifically on Bacteroidetes and Firmicutes by molecular techniques, on Mexican students with IBS in a simple, placebo-controlled intervention study.

Materials and methods: We included 8 Mexican students from the Bachelor of Medicine in UPAEP with IBS who were diagnosed before and after the intervention, using the criteria of Rome IV and the IBSSS questionnaire. The average age of the students was 18.8 ± 1.08 years of age and both sexes were included, 87.5% were women and 12.5% were men. The study consisted of 3 phases, the first was the elaboration of the symbiotic beverage based on aguamiel and probiotic bacteria obtained from pulque. The second phase consisted of the intervention with a duration of 8 weeks, one group was intervened with the symbiotic beverage and another group was intervened with a placebo beverage. In both cases, students were asked to show stool samples before and after the intervention. Finally, the third stage consisted in the extraction of bacterial DNA from fecal samples and was analyzed by qRT-PCR, before and after treatment.

Results: The consumption of a symbiotic beverage improved the symptomatology reported in a subjective manner in the Rome IV Questionnaires and the IBSSS at the end of the treatment. In addition, the composition of the gut microbiota changed, specifically in the Bacteroidetes and Firmicutes edges, according to the sub-classification of the SII. In IBS-E and IBS-M the amount of Bacteroidetes decreased and the amount of Firmicutes increased (*p.0.000*). In SII-D, the amount of both mentioned edges increased (*p 0.001*). Finally, in SII-NC the amount of both edges decreased at the end of the treatment (*p.0.000*).

Key words: IBS, probiotics, prebiotics, diet, microbiota.

INTRODUCCIÓN *i*

La microbiota intestinal es un ecosistema metabólico complejo y cuando los sujetos ingieren probióticos, éstos normalmente transitan por el intestino o colonizan transitoriamente en lugar de convertirse en una característica permanente. El intestino del adulto está habitado por $10x^{13}$ a $10x^{14}$ microorganismos, una cifra que se cree es por lo menos 10 veces mayor que el número de células humanas en nuestro cuerpo con 150 veces más genes que nuestro genoma. El número estimado de especies varía mucho, pero se acepta generalmente que el microbioma humano consta de más de 1000 especies (de Vos, *et al,* 2014) y más de 7000 cepas (Lozupone, *et al.*, 2012; Dinan, *et al,* 2013). La microbiota ejerce una influencia muy importante en el desarrollo y maduración del sistema inmune asociado al tubo digestivo (GALT), de manera que la inducción y regulación del sistema inmune depende de la colonización bacteriana del tracto digestivo (Iberia et al., 2014:64). Las alteraciones en la microbiota intestinal relacionadas con enfermedad ocurren por cambios en su composición (disbiosis), función, e interrelación con el huésped, con un papel fundamental de las alteraciones en la inmunidad innata y el eje cerebro-enteral (Tojo, *et al*, 2015).

El trastorno gastrointestinal funcional más frecuente es el Síndrome de Intestino Irritable (SII), con una prevalencia en la población mundial cerca del 20%. En México, se presenta entre los 30 y 50 años de edad, donde el 75% son mujeres. Quienes padecen SII manifiestan índices reducidos de calidad de vida, y comorbilidades psicológicas (CENETEC, 2015). En recientes investigaciones se encontró que los probióticos y prebióticos tienen un potencial terapéutico que ofrece beneficios a la salud tanto en niños como en adultos, los cuales reducen la sintomatología gastrointestinal asociada, equilibrando la microbiota intestinal (Tojo, *et al.,* 2015). Por tanto, el objetivo del presente trabajo fue evaluar el impacto del consumo de una bebida simbiótica conformada con probióticos y prebióticos en un grupo de estudiantes mexicanos con Síndrome de Intestino Irritable mediante técnicas de análisis de ADN para determinar cambios que alteren benéficamente la microbiota intestinal en un estudio simple ciego controlado con placebo.

CAPÍTULO I PROPÓSITO Y ORGANIZACIÓN

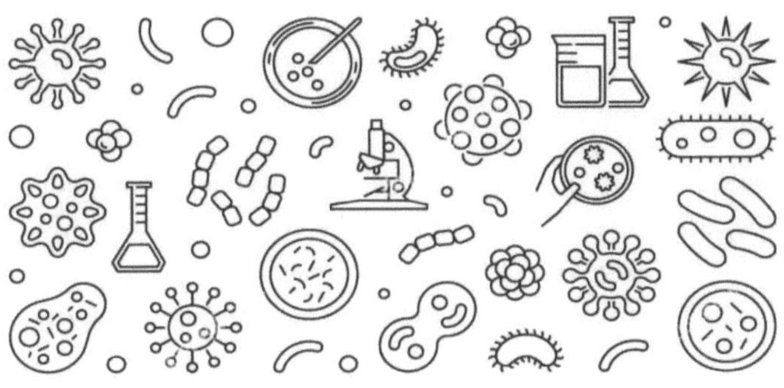

CAPÍTULO I. PROPÓSITO Y ORGANIZACIÓN

1.1 PLANTEAMIENTO DEL PROBLEMA

La prevalencia del Síndrome de Intestino Irritable (SII) a nivel mundial está aproximadamente entre el 10 y 20% de la población general considerándose ampliamente distribuido. En México, el SII se presenta frecuentemente a la edad de 30 a 50 años y afecta tanto a hombres como a mujeres, no obstante, hasta el 75% de los afectados son mujeres. Los individuos con este trastorno presentan índices de calidad de vida reducida, además de ciertas enfermedades asociadas como depresión, ansiedad, trastorno somatomorfo e ideación suicida, además de un menor desempeño laboral, teniendo un impacto económico negativo en el individuo, la sociedad y en el Sistema de Salud Nacional (CENETEC, 2015).

El tratamiento del SII generalmente se dirige contra los síntomas, ya que su fisiopatología es poco conocida, aunque diversas líneas de evidencia sugieren un papel de la microbiota intestinal, así como irregularidades a lo largo del eje intestinal-cerebro interviniendo tanto en el inicio como en el mantenimiento del SII (Thijssen, *et al,* 2015; Tojo, *et al*, 2015). Existe evidencia de que el sobrecrecimiento bacteriano intestinal (SBI) está presente entre el 4%, y hasta en el 54%, de los casos de SII. En diversos recientes estudios se describen diversas alteraciones en la composición taxonómica de la microbiota, en su composición funcional, y en las interacciones microbiota-huésped en personas que padecen SII (Tojo, *et al*, 2015).

1.2 OBJETIVO GENERAL

Evaluar el impacto de una bebida simbiótica en la microbiota intestinal en estudiantes mexicanos de la Universidad Popular Autónoma del Estado de Puebla con síndrome de intestino irritable a través de técnicas moleculares para analizar cambios en los taxones bacterianos y asociarlo con la disminución de la sintomatología.

1.3 OBJETIVOS ESPECÍFICOS

1.Aislamiento, identificación y selección de microorganismos para realizar una bebida simbiótica como tratamiento para SII.

2. Evaluar la presencia del **SII** en alumnos de la Universidad Popular Autónoma del Estado de Puebla a través de la prueba **Roma IV y IBSSS** para seleccionar candidatos **positivos** para el tratamiento.

3. Implementar la elaboración de la bebida simbiótica a base de aguamiel (prebiótico) y bacterias lácticas aisladas del pulque (probiótico), además de la bebida placebo para su uso en su respectivo grupo muestra como **tratamiento** en el SII.

4. Analizar la composición de la microbiota intestinal en la muestra de estudiantes **con y sin tratamiento,** al inicio y al final de la intervención mediante técnicas moleculares para **determinar cambios** en la microbiota intestinal.

1.4 JUSTIFICACIÓN DE LA INVESTIGACIÓN

El Síndrome de intestino irritable es el trastorno funcional gastrointestinal más común en el mundo y en México, el cual se presenta en todos los grupos de edad incluyendo niños y ancianos, resultando en algunos estudios predominante el sexo femenino y se presenta con mayor frecuencia en un nivel socioeconómico bajo (IMSS, 2014). El síndrome del intestino irritable (SII) es un trastorno gastrointestinal funcional caracterizado por malestar abdominal y dolor, hinchazón y alteración de los hábitos intestinales (Thijssen, *et al*, 2015). La prevalencia del Síndrome de Intestino Irritable (SII) a nivel mundial está aproximadamente entre el 10 y 20% de la población general, más frecuente en mujeres, considerándose ampliamente distribuido. En México, el SII se presenta frecuentemente a la edad de 30 a 50 años y afecta tanto a hombres como a mujeres, no obstante, hasta el 75% de los afectados son mujeres (CENETEC, 2015).

Las opciones de tratamiento para el SII son variadas e incluyen diferentes enfoques terapéuticos, con el desconocimiento de cuál de todas ellas es efectiva para las variedades sintomáticas que presenta esta enfermedad (Alvarado, *et al,* 2015). En los últimos años se ha puesto atención a probióticos funcionales y alimentos prebióticos que actúan sobre el equilibrio de la microbiota intestinal pudiéndonos beneficiar de las potenciales aplicaciones en un gran número de problemas de salud (Lessa, *et al.,* 2015; Vergara *et al,* 2014). Actualmente se dispone de evidencia para la recomendación de determinadas cepas probióticas en gastroenterología, por ejemplo, en prevención y tratamiento de gastroenteritis aguda por rotavirus, reducción de la diarrea asociada a antibióticos, e intolerancia a la lactosa. (Vergara, *et al,* 2014) Por otro lado, con la evidencia disponible actualmente, es difícil obtener conclusiones sistemáticas sobre probiótico-terapia en SII, debido al uso de diferentes cepas y especies, preparaciones (únicas o en combinación), dosificación, y diseño de los ensayos clínicos. Además, faltan datos acerca de la eficacia a largo plazo. Por tanto, la evidencia disponible no es lo bastante robusta para determinar la recomendación de empleo sistemático en SII, siendo necesarios más estudios. Sin embargo, dado que la eficacia de las diversas opciones terapéuticas es limitada, es razonable la realización de un intento terapéutico en aquellos pacientes interesados en este abordaje. Hay una serie de consideraciones adicionales pendientes de ser evaluadas y definidas, como la mejor dosificación y duración de tratamiento, guiando la elección entre tratamiento continuo de mantenimiento, o a demanda, el coste-efectividad y los perfiles de seguridad (Lessa, *et al.,* 2015; Tojo, *et al.,* 2015).

Por tanto, el potencial terapéutico de los probióticos como agentes capaces de alterar la microbiota intestinal y ofrecer efectos benéficos a la salud, han llevado su uso a patologías frecuentes, como por ejemplo en pacientes de edad pediátrica para combatir la diarrea o el cólico del lactante, así como terapia en adultos, la cual describe un modesto alivio sintomático a pesar de que la evidencia actual no es suficiente para una recomendación general de uso (Castro, 2016).

Con la presente investigación se pretende analizar el efecto de una bebida simbiótica sobre la microbiota intestinal de estudiantes mexicanos con Síndrome de intestino irritable mediante microorganismos probióticos aislados del pulque en una bebida prebiótica a base de aguamiel, los cuales resultan relevantes y buscamos rescatarlos ya que son productos milenarios que forman parte de la cultura mexicana. Este diseño de intervención podría contribuir a disminuir el impacto en diversas áreas en la vida de los sujetos que padecen el Síndrome de intestino irritable, como el aspecto económico y psicológico, por mencionar algunos, mejorando así su calidad de vida.

1.3 HIPÓTESIS

H_0: El consumo de una bebida simbiótica disminuye la gravedad de la sintomatología de acuerdo a el IBSSS. Además, mejora la disbiosis intestinal de acuerdo a cada una de las sub-clasificaciones del SII de los estudiantes mexicanos con Síndrome de intestino irritable.

CAPÍTULO II
MARCO TEÓRICO

CAPÍTULO II. MARCO TEÓRICO

2.1 MICROBIOTA INTESTINAL

En nuestro cuerpo habitan unos cien billones de bacterias que conforman un auténtico ecosistema, el cual ejerce importantes funciones defensivas, metabólicas y tróficas y que se considera ya un órgano en sí mismo. Se denomina microbiota autóctona al conjunto de microorganismos que colonizan establemente la superficie epidérmica y la de las mucosas. Microbioma es el término utilizado para hacer referencia al conjunto de los genes de todos los organismos componentes de la microbiota y la microbiota es una colección de microorganismos que incluye bacterias, arqueas, virus y algunos eucariotas unicelulares (Iberia *et al.,* 2014).

La microbiota intestinal es un ecosistema metabólico complejo y cuando los sujetos ingieren probióticos, estas bacterias normalmente transitan por el intestino o colonizan transitoriamente en lugar de convertirse en una característica permanente. El intestino del adulto está habitado por $10x^{13}$ a $10x^{14}$ microorganismos, una cifra que se cree es por lo menos 10 veces mayor que el número de células humanas en nuestro cuerpo con 150 veces más genes que nuestro genoma. El número estimado de especies varía mucho, pero se acepta generalmente que el microbioma humano consta de más de 1000 especies (de Vos, *et al,* 2014) y más de 7000 cepas (Lozupone, *et al.,* 2012; Dinan, *et al,* 2013). Es un ambiente dominado por bacterias, principalmente anaerobios estrictos, pero también incluye virus, protozoos, arqueas y hongos (Maneesh, *et al,* 2012; O'Toole, *et al,* 2012). Nuestro mundo microbiano influencia el desarrollo del cerebro y el comportamiento será una de las grandes fronteras de la neurociencia clínica en la próxima década (Dinan, *et al.* 2013). La microbiota intestinal está ampliamente definida por dos filotipos bacterianos, *Bacteroidetes* y *Firmicutes*, con *Proteobacteria, Actinobacteria, Fusobacteria y Verrucomicobia phyla* presentes en cantidades relativamente bajas (Grenham, *et al,* 2011).

2.1.1 Impacto de la microbiota intestinal en la salud

La microbiota ejerce una influencia muy importante en el desarrollo y maduración del sistema inmune asociado al tubo digestivo (GALT), de manera que la inducción y regulación del sistema inmune depende de la colonización bacteriana del tracto digestivo (Iberia et al., 2014:64). Las alteraciones en la microbiota intestinal relacionadas con enfermedad ocurren por cambios en su composición (disbiosis), función, e interrelación con el huésped, con un papel fundamental de las alteraciones en la inmunidad innata y el eje cerebro-enteral (Tojo, *et al*, 2015). A pesar de una significativa variación interpersonal en la microbiota intestinal, parece haber un equilibrio que confiere beneficios para la salud, y una alteración en las bacterias benéficas puede influir negativamente en el bienestar del individuo (Claesson, *et al*, 2012). Son varios los factores capaces de alterar el microbioma, como la infección, la enfermedad y la dieta. En los roedores, se encontró que la olanzapina reduce los niveles de Proteobacteria y Actinobacteria al día 21 del tratamiento y también hubo una tendencia a un aumento en los niveles de Firmicutes. (Cryan, *et al,* 2011; Dinan, *et al.* 2013). Por otro lado, los mecanismos homeostáticos dentro de la microbiota se vuelven menos eficaces en los ancianos. Es evidente que la microbiota diverge entre los que envejecen sanos y aquellos cuya salud se deteriora con la edad (Claesson, *et al*, 2012).

En cuanto a la relación existente entre enfermedades y la microbiota intestinal, encontramos que existe una creciente cantidad de evidencia para apoyar la opinión de que los procesos cognitivos y emocionales pueden ser alterados por los microorganismos que actúan a través del eje cerebro-intestino, pero el hecho de que algunas bacterias puedan tener beneficios positivos para la salud mental aún está en estudio (Heijtz, *et al,* 2011). El eje cerebro-intestino proporciona comunicación bidireccional entre el cerebro y el intestino e incluye a la microbiota intestinal metabólicamente compleja (Dinan, *et al*, 2013). Del mismo modo, el síndrome de intestino irritable es un trastorno del eje cerebro-intestino y se asocia con un alto grado de depresión y ansiedad comórbidas (Clarke, *et al,* 2009; Dinan, *et al,* 2013). En este trastorno se han realizado varios estudios bien diseñados de probióticos como en los que han comparado *B. Infantis* y *L. Salivarius* obteniendo como resultado que el primero mejoró significativamente los síntomas y el segundo mostró una reducción de citoquinas proinflamatorias (O'Mahony, *et al*, 2005; Dapoigny, *et al*, 2012).

2.1.2 Efecto de los probióticos y prebióticos en la microbiota intestinal y la salud

El uso de probióticos para la prevención de la diarrea "postantibioticoterapia" está bastante extendido, y se disponen de evidencias científicas en el uso de cepas bacterianas específicas. Se calcula que hasta un 30 por ciento de los pacientes que toman antibióticos sufren diarrea. La toma de antibióticos modifica la microbiota intestinal y puede causar diarrea aguda o persistente. Con el uso de antibióticos se reducen los *Lactobacilos* y las *Bifidobacterias* y aumentan los *enterococos* y *coliformes*. Varios estudios han demostrado la capacidad de las leches fermentadas con *Bifidobacterium longum* o con *Lactobacillus casei* de disminuir la incidencia de diarrea asociada con el empleo de ampicilina o eritromicina (Aranceta *et al*, 2002; Iberia *et al*, 2014).

En individuos sanos, los efectos benéficos observables tras la administración de un organismo probiótico son transitorios y, muchas veces, difíciles de demostrar. Si una persona está sana, únicamente se notará que tendrá menos tendencia a enfermar, pero esto sólo se aprecia retrospectivamente y, a menudo, el efecto es marginal, ya que las personas sanas tienden a seguir estándolo, por lo que es difícil obtener diferencias estadísticamente significativas entre los datos obtenidos de grupos de individuos tratados con el probiótico y con placebo (Iberia *et al.*, 2014). Es conocida la utilidad de la administración de probióticos en algunos casos de disbiosis intestinal, definiéndose como la rotura del equilibrio entre bacterias intestinales comensales y patógenas (Pueyo *et al*, 2013). La indicación de probióticos en enfermedades gastrointestinales se ha basado en que pueden modificar la composición de la microbiota y actuar contra los patógenos entéricos (Iberia et al., 2014). Los casos mejor demostrados son la reversión de la diarrea causada por tratamiento con antibióticos y la de las diarreas infantiles producidas por rotavirus (Iberia *et al.*, 2014). En ambos casos el organismo probiótico viene a ocupar la superficie mucosa que ha quedado desierta, atenuando los síntomas y facilitando la recolonización por los microorganismos indígenas (SEPYP, 2014).

El uso de probióticos para la prevención de la diarrea postantibioticoterapia está bastante extendido, y se disponen de evidencias científicas en el uso de cepas bacterianas específicas. Hasta un 30 por ciento de los pacientes que toman antibióticos sufren diarrea. La toma de antibióticos modifica la microbiota intestinal y puede causar diarrea aguda o persistente. Con el uso de antibióticos se reducen los *Lactobacilos* y las *Bifidobacterias* y aumentan los enterococos y coliformes. Varios estudios han demostrado la capacidad de las leches fermentadas con *Bifidobacterium longum* o con *Lactobacillus casei* de disminuir la incidencia de diarrea asociada con el empleo de ampicilina o eritromicina (Aranceta *et al*, 2002; Iberia *et al,* 2014). Los casos mejor demostrados son la reversión de la diarrea causada por tratamiento con antibióticos y la de las diarreas infantiles producidas por rotavirus (Iberia *et al.,* 2014). En ambos casos el organismo probiótico viene a ocupar la superficie mucosa que ha quedado desierta, atenuando los síntomas y facilitando la recolonización por los microorganismos indígenas (SEPYP, 2014).

Otros ámbitos a destacar acerca de la investigación actual de los probióticos serían los siguientes:

– Alergia: Aunque la evidencia en este sentido es todavía débil, ya existen estudios recientes que concluyen que los probióticos pueden tener un efecto potencial benéfico. Por ejemplo, en un estudio que se realizó con *L. rhamnosus* GR-1 y *B. adolescentis* en sujetos con rinitis alérgica se evidenciaron resultados interesantes en la valoración de diferentes parámetros inmunitarios (Koyama *et al,* 2010).

– Obesidad y trastornos metabólicos: La microbiota intestinal parece constituir un objetivo para el tratamiento de la obesidad ya que se ha demostrado en estudios llevados a cabos en ratones que la microbiota intestinal tiene un papel en la homeostasis lipídica y de la glucosa. Además, diferentes estudios encuentran diferencias entre sujetos humanos delgados y obesos en relación a la composición de la microbiota intestinal. La suplementación con bacterias probióticas de *L. plantarum* 299v en pacientes con hipercolesterolemia reduce significativamente las concentraciones séricas de LDL- colesterol y fibrinógeno (Bukowska *et al,* 1998). En otro estudio con el mismo probiótico se vio que disminuía diferentes marcadores de riesgo cardiovascular en fumadores crónicos (Naruszewicz *et al,* 2002; Iberia et al, 2014).

– Fibrosis quística: Algunos estudios encuentran una disminución de la tasa de exacerbaciones respiratorias e ingresos, junto con una mejoría de la función respiratoria y del peso en personas que recibieron una cepa concreta de *Lactobacillus* (Bruzzese *et al,* 2007).

– Mastitis: En un ensayo clínico publicado se ha visto utilidad en el uso de cepas concretas de *Lactobacillus salivarius* y de *Lactobacillus gasseri* para el tratamiento de la mastitis causada por *staphylococcus* (Arroyo *et al,* 2010).

– Artritis Reumatoide: Las personas con artritis reumatoide presentan un incremento de la permeabilidad intestinal secundario a mecanismos inflamatorios. Se han publicado estudios con *L. rhamnosus* GR-1 y *L.reuteri* RC-14 de los cuales se extrae que estos probióticos podrían ser de utilidad en el manejo de la artritis reumatoide. Aunque de momento no existe suficiente evidencia para hacer recomendaciones generales, los resultados parecen esperanzadores (Pineda *et al,* 2011).

Por otro lado, el aislamiento y la evaluación del potencial probiótico de LAB de productos no lácteos para la formulación de alimentos funcionales que promueven la salud han sido una actividad de tendencia (Tripathi y Giri, 2014). Este tipo de productos que contienen cepas bacterianas probióticas, pero a base de jugos, frutas y cereales, ofrecen ventajas significativas como alternativa a los productos funcionales basados en productos lácteos, como el colesterol bajo y la ausencia de sustancias alergénicas para los lácteos (Soccol et al., 2012). El LAB detectado como las bacterias más abundantes en pulque como *Lactobacillus acidophilus y L. plantarum,* se propone desempeñar un papel importante también debido a sus actividades antimicrobianas. La resistencia natural de estos LAB al pH final del pulque y al contenido de alcohol, su abundancia al final de la fermentación (Escalante *et al.*, 2008) y la aplicación tradicional de pulque para el tratamiento de enfermedades gastrointestinales sugieren que el LAB involucrado en la fermentación por pulque son posibles candidatos probióticos (Escalante, 2016).

Tabla 2.1 Ensayos clínicos con uso de probióticos (Mezclas y cepas únicas)

Probióticos	*n*	*Duración*	*Efecto*
Lactobacillus platarum 299V [1,2]	60	4 sem	Disminuye dolor abdominal
	20	4 sem	Mejora dolor abdominal y frecuencia defecatoria
Lactobacillus rhamnosus GG [3,4]	50	6 sem	Mejora la distensión abdominal percibida (niños)
	104	4 sem	Mejora dolor abdominal (niños)
	141	12 sem	Mejora dolor abdominal (niños)
B. bifidum BGN4, B. lactis AD011, L. acidophilus AD031, L. casei IBS041 [5]	70	4 sem	Reduce dolor abdominal y molestia defecatoria
L. plantarum LP01, B. breve BR03, L. acidophilus LA026.	70	4 sem	Reduce dolor abdominal y severidad de otros síntomas
L. rhamnosus GG, L. rhamnosus LC705, Propionibacterium freudenreichii spp. shermanii JS, B. animalis spp. lactis Bb127,8	103	6 meses	Mejora índice sintomático
	86	5 meses	Mejora índice sintomático
VSL#3 (B. longum, B. infantis, B. breve, L. acidophilus, L. casei, L. bulgaricus, L. plantarum, Streptococcus thermophilus)9-11	25	8 sem	Reduce hinchazón en SII-D
	48	4 sem	Reduce flatulencia y mejora tránsito colónico
	59		Mejora síntomas y calidad de vida (niños)
Lactobacillus casei Shirota, Bifidobacterium breve, and oligofructose-enriched inulin [13]	20	4 sem	Favorable effect on colonic NH_3 and p-cresol metabolism,an increase in total fecal bifidobacteria.
Lactobacillus casei shirota	39	0, 8 y 16 sem	Mejora índice sintomático a las 16 sem

2.2 SÍNDROME DE INTESTINO IRRITABLE

2.2.1 Definición y generalidades

El Síndrome de intestino irritable es el trastorno funcional gastrointestinal más común en el mundo y en México, el cual se presenta en todos los grupos de edad incluyendo niños y ancianos, resultando en algunos estudios predominante el sexo femenino y se presenta con mayor frecuencia en un nivel socioeconómico bajo (IMSS, 2014). La prevalencia del Síndrome de Intestino Irritable (SII) a nivel mundial está aproximadamente entre el 10 y 20% de la población general, más frecuente en mujeres, considerándose ampliamente distribuido. En México, el SII se presenta frecuentemente a la edad de 30 a 50 años y afecta tanto a hombres como a mujeres, no obstante, hasta el 75% de los afectados son mujeres (CENETEC, 2015).

El síndrome del intestino irritable (SII) es un trastorno gastrointestinal funcional caracterizado por malestar abdominal y dolor, inflamación y alteración de los hábitos intestinales asociadas a la defecación (Thijssen, *et al*, 2015). Se subclasifica en SII con predominio de estreñimiento (SII-E), diarrea (SII-D), o mixto (SII-M), con un subtipo de SII inclasificable. El SII con frecuencia se asocia a otros síntomas gastrointestinales, así como trastornos funcionales digestivos, y no digestivos (Tojo, *et al,* 2015). Se incluye entre los trastornos funcionales porque no se conoce que tenga una causa orgánica, atribuyendo su origen a anomalías de la función digestiva; sin embargo, existe evidencia de que posibles experiencias traumáticas tempranas durante la primera infancia tanto orgánicas (infecciones, cirugías) como emocionales (privación materna neonatal, abuso físico, sexual o emocional, relaciones alteradas con el cuidador principal) condicionan una mayor vulnerabilidad y facilitan el desarrollo de trastornos funcionales gastrointestinales, incluyendo el síndrome de intestino irritable (García, *et al,* 2015).También hay datos que respaldan la influencia de factores tanto genéticos como ambientales en la aparición del SII. Sin embargo, en la actualidad las investigaciones apuntan más a una alteración en la microbiota intestinal (Mearin, 2007: Tojo, et al, 2015).

La microbiota intestinal puede estar implicada en la fisiopatología del SII a través de dos vías, los mecanismos metabólicos a nivel local, y la interacción inmunológica con el huésped, basándose en la presencia de cambios en la composición taxonómica y funcional de la microbiota, y la descripción de alteraciones en la intercomunicación microbiota-huésped. La relevancia clínica de algunos de estos hallazgos es poco clara, siendo la cuestión clave si las alteraciones descritas se tratan de causa, o bien consecuencia, del trastorno digestivo, pues no existe una correlación entre las mismas y la evolución del cuadro clínico a lo largo del tiempo (Tojo, *et al,* 2015).

A nivel intestinal, se ha observado la presencia de inflamación intestinal de bajo grado, cambios en la permeabilidad intestinal y alteraciones en la composición y / o actividad de la microbiota intestinal. Los cambios en la composición de la microbiota fecal apuntan a una disminución de las bacterias *coliformes, lactobacilos y bifidobacterias,* y una composición menos estable de la microbiota total. Estos cambios pueden afectar la fermentación de alimentos, producción de gas, activación inmunológica mucosa y función sensorio-motora intestinal (Thijssen, *et al,* 2015).

La microbiota intestinal es diferente en SII que en sujetos sanos, pero no se ha establecido una característica común presente en todos los pacientes (M.Schmulson, et al., 2014). Para determinar su composición en cuanto a los taxones bacterianos que puedar estar alterados (disbiosis), se emplearán técnicas moleculares obteniendo de las muestras de heces fecales el ADN de dichas bacterias.

La mayoría de los estudios sobre la microbiota intestinal están basados en el análisis de las heces, ya que su recolección es sencilla y no invasiva. Sin embargo, esta microbiota podría no representar a todas las comunidades bacterianas que viven en el tracto gastrointestinal, y que sin embargo parecen ser similares en la fracción mucosa a lo largo del colon. Las bacterias detectadas en las heces son una mezcla de las bacterias de la luz intestinal y de aquellas libres o mal adheridas a la mucosa. Por otra parte, un inadecuado almacenamiento de la muestra o un retraso en el procesamiento puede ser decisivo a la hora de poder detectar microorganismos especialmente lábiles como los anaerobios (Ott *et al.,* 2004;).

Los datos de laboratorio sugieren que una reducción de *Faecalibacterium prausnitzii* lo que se confirma en muestras fecales en pacientes con enfermedad inflamatoria intestinal (EII). Numerosos estudios observacionales han sospechado disbiosis, un desequilibrio entre las bacterias protectoras y nocivas para ser relevantes para la etiología y patogénesis de la EII. Observaron que la abundancia de *F. prausnitzii* disminuyó en pacientes con EII en comparación con controles sanos. Además, la reducción de *F. prausnitzii* y el desequilibrio de la microbiota intestinal son particularmente mayores en pacientes CD con afectación ileal (Cao, *et al.,*2014).

CAPÍTULO III
METODOLOGÍA

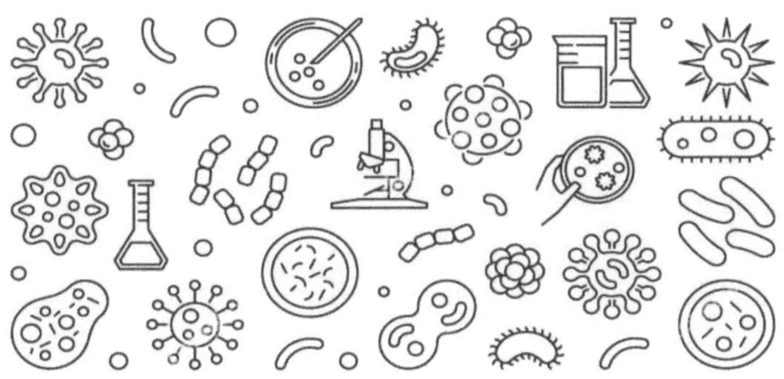

CAPÍTULO III. METODOLOGÍA

3.1 DISEÑO DE LA INVESTIGACIÓN Y ESTRATEGIA METODOLÓGICA

El presente estudio es de tipo cuasiexperimental aleatorio estratificado simple ciego. Por el número de observaciones por individuo se denomina longitudinal, por la temporalidad se denomida ambispectivo. Este trabajo comprende las siguientes fases:

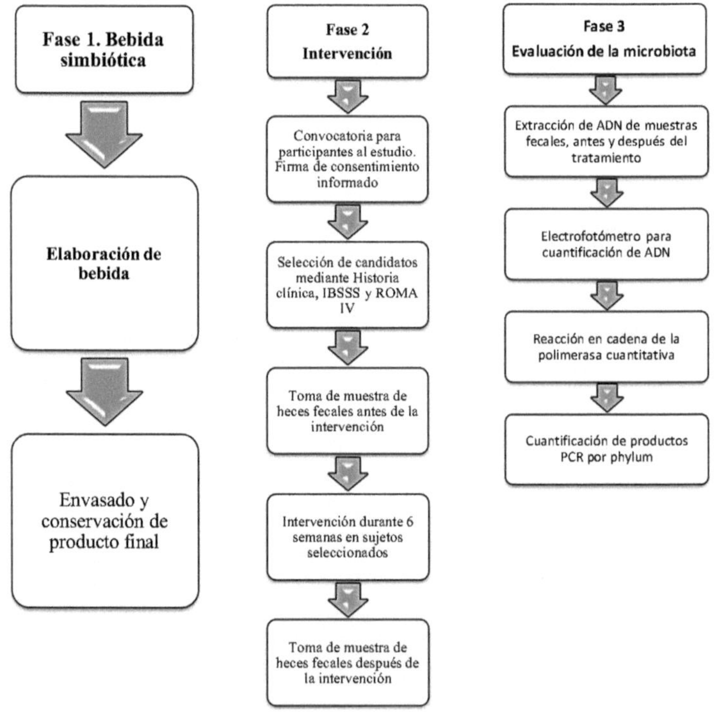

Figura 3.1 Estrategia metodológica

3. 2 POBLACIÓN Y MUESTRA

Se convocó a 50 sujetos (N) quienes fueron hombres y mujeres, estudiantes mexicanos universitarios de la Universidad Popular Autónoma del Estado de Puebla en un período de tiempo entre otoño 2017 y primavera 2018 de la Licenciatura en Medicina, de los cuales se obtuvieron los sujetos (n=8) para la intervención mediante el cuestionario IBSSS *(Anexo II)* y los criterios ROMA IV *(Anexo I),* los cuales les fueron aplicados una vez informados y debidamente firmados los documentos que avalaron su participación voluntaria *(Anexo V).*

3.2.1 Criterios de inclusión para la muestra poblacional

Los criterios que debieron cumplir los voluntarios para poder participar en la investigación fueron los siguientes:

- Ser estudiante de la licenciatura en Medicina en la Universidad Popular Autónoma del Estado de Puebla.
- Tener entre 18 y 35 años de edad.
- Tener la nacionalidad mexicana.
-Aceptar voluntariamente su participación en el estudio, por lo cual firmaron el consentimiento informado una vez comprendidos los beneficios y posibles riesgos de su participación.
-No padecer enfermedades crónico-degenerativas, ni infecciosas (tracto gastrointestinal), psicológicas, ni autoinmunes debidamente diagnosticadas.
-No recibir tratamiento con antibióticos antes y durante la intervención con la bebida simbiótica.
-No tener alguna cirugía en el tracto gastrointestinal antes o durante el estudio.
-No consumir alimentos fermentados los cuales contengan bacterias ácido lácticas (por ejemplo, el yogurt) antes y durante el estudio.

3.2.2 Criterios de exclusión para la muestra poblacional

Los sujetos que no pudieron pertenecer al estudio poseían alguna de las siguientes características:

-No ser estudiante de la licenciatura en Medicina en la Universidad Popular Autónoma del Estado de Puebla.
- Edad superior o inferior 18 a 35 años de edad.
- Tener otra nacionalidad diferente a la mexicana.
-No aceptar su participación en el estudio, por lo cual decidieron no firmar el consentimiento informado una vez comprendidos los beneficios y posibles riesgos de su participación.
-Padecer enfermedades crónico-degenerativas, ni infecciosas (tracto gastrointestinal), psicológicas, ni autoinmunes debidamente diagnosticadas.
-Recibir tratamiento con antibióticos antes (dos semanas previas) y durante la intervención con la bebida simbiótica.
-Tener alguna cirugía en el tracto gastrointestinal antes o durante el estudio.
-Autoreferir alguna patología digestiva infecciosa o funcional.

3.2.3 Criterios de eliminación para la muestra poblacional

Los sujetos que fueron eliminados definitivamente del estudio poseían alguna de las siguientes características:

-Decidieron abandonar el estudio voluntariamente.
-Resultaron diagnosticados con alguna enfermedad crónico-degenerativa, infecciosa, psicológica o autoinmune durante el estudio.
-Recibieron tratamiento con antibióticos durante el estudio.
-Fueron sometidos a una cirugía durante el estudio.
-Defunción

3.3 OPERATIVIDAD DE LAS VARIABLES

--Variable independiente: Consumo de una bebida simbiótica formulada con probióticos propios del pulque e inulina propia del aguamiel como prebiótico.

--Variable dependiente: Composición de la microbiota intestinal (taxones bacterianos) de estudiantes mexicanos con síndrome de intestino irritable de UPAEP.

Tabla 3.1 Operatividad de las variables

Concepto	Variable	Definición	Escala	Índice
Edad	edad	Años de vida de una persona	V. cuantitativa discreta	Adulto de entre 18 a 35 años
Género	sexo	Conjunto de características biológicas que diferencian a los seres humanos en 2 grupos: femenino y masculino	V. cualitativa nominal	Femenino/masculino
Intervención con probióticos del pulque	Cantidad de MO probióticos consumidos	Cantidad de MO contenidas en la bebida biotecnológica ($1x10^9$ UFC)	V. cuantitativa discreta Escala de razón	MO probióticos del pulque contenidos en la bebida
			V. cualitativa nominal E. categórica	Grupos: A y B
Estatus académico	Estudiante	Sujetos inscritos en UPAEP	V. cualitativa nominal	Licenciatura en Medicina
Diagnóstico positivo a SII	Diagnóstico positivo a SII	Diagnóstico positivo a SII por ROMA	V. cualitativa nominal E. categórica	Positivo/negativo a SII Grupos: SII-D SII-E SII-M SII- NC
Microbiota intestinal	Composición de microbiota intestinal	Proporción de la *fila* bacterianos en la microbiota intestinal	V. cuantitativa discreta	Proporción de la fila bacterianos

3. 4 MÉTODOS Y TÉCNICAS

En este apartado, se describen los métodos y las técnicas utilizadas por cada una de las fases en la elaboración de este proyecto.

3.4.1 Fase 1. Bebida simbiótica

3.4.1.1 Medición del crecimiento bacteriano

Se obtuvieron las cepas previamente identificadas mediante técnicas microbiológicas (Tabla 3.3) y moleculares (Márquez et al., 2018) para la elaboración de la bebida simbiótica. Se identificaron mediante espectrometría de masas (MALDITOF), es decir, ionización MALDI (desorción/ionización mediante láser asistida por Matriz), acoplada a un analizador TOF (tiempo de vuelo), la cual es una técnica de ionización suave utilizada en espectrometría de masas que permite el análisis de biomoléculas (biopolímeros como proteínas, péptidos y azúcares) y moléculas orgánicas grandes (como polímeros, dendrímeros y otras macromoléculas) que tienden a hacerse frágiles y fragmentarse cuando son ionizadas por métodos más convencionales, el cual fue un procedimiento realizado por Márquez, 2018.

Para la realización de la medición del crecimiento bacteriano de las cepas identificadas mediante el método de conteo de microorganismos viables, se utilizó la técnica de vertido y extendido en placa *(Figura 3.2)* incubándolas a 37°C por 48 horas en anaerobiosis.

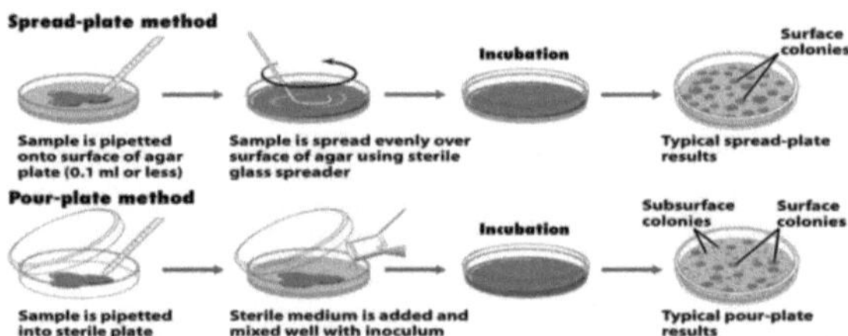

Figura 3.2 Técnica de vertido y extendido en placa

Para realizar las diluciones, se utilizaron 3 g de peptona de carne, 1.5 g de NaCl, ambos disueltos en 200 ml de agua destilada, además, la muestra consistía en caldo semilla sembrada en medio de cultivo MRS, previamente incubado 48 horas a 37°C en anaerobiosis. Se realizaron diluciones decimales con 9 ml de agua destilada y 1 ml de la muestra. Posteriormente, de cada dilución se tomaron 200 μl y se colocaron en placas con agar MRS (deMan, Rogosa y Sharpe)(Figura 3.3).

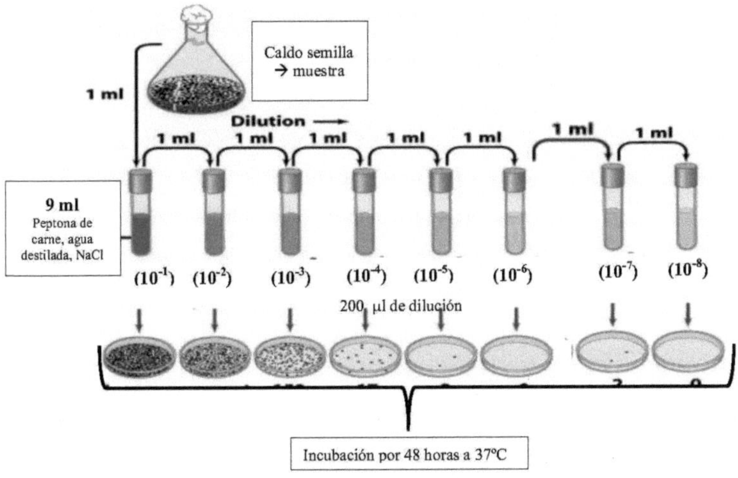

Figura 3.3 Procedimiento realizado para las diluciones

Se realizó, además, la medición del crecimiento bacteriano de las cepas purificadas mediante el método de conteo de microorganismos totales por turbidimetría midiendo la absorbancia a 560 nm en un espectrofotómetro (Genova NanoDrop Jenway ™). Este método se basa en poner en evidencia la presencia de los microorganismos vivos y muertos los cuales no se pueden distinguir (UNAM, 2009). Antes de realizar el procedimiento, se reactivó la bacteria en 50 ml de caldo MRS con 750 µl de bacteria de reserva, incubándose 48 horas a 37°C en anaerobiosis. Posteriormente, se preparó nuevo caldo MRS para verter 10 ml en cada uno de los tubos de ensayo a utilizar siendo 2 tubos en cada hora por cada bacteria (*L. brevis, L. paracasei, L. plantarum*) incubados a 37°C en anaerobiosis.

3.4.1.2 Determinación de la dosis

La cantidad viable de cultivos lácticos alternativos a adicionar a la bebida simbiótica se basó en la NORMA Oficial Mexicana NOM-181-SCFI-2010, la cual indica que debe contener 106 UFC/g viables de cultivos lácticos, como mínimo. Los microorganismos deben permanecer viables, activos y en el número que colonias que menciona la norma hasta la fecha de caducidad del producto.

La determinación de la dosis a añadir a la bebida de inóculo fue retomado por Acevedo y Flores (2017) que fue de 0.5 ml de bacteria por casa 100 ml. Para corroborar la presencia de las bacterias una vez terminada la bebida, se realizó conteo de microorganismos con cámara Neubauer donde se obtuvo la cantidad de $3.31 x 10^8$ células/ml.

3.4.1.3 Elaboración de la bebida

La bebida simbiótica fue elaborada a base de aguamiel como parte prebiótica, y los *Lactobacillus* obtenidos del pulque como parte probiótica *(Figura 3.4)*. La elaboración de las bebidas fue de la siguiente manera:

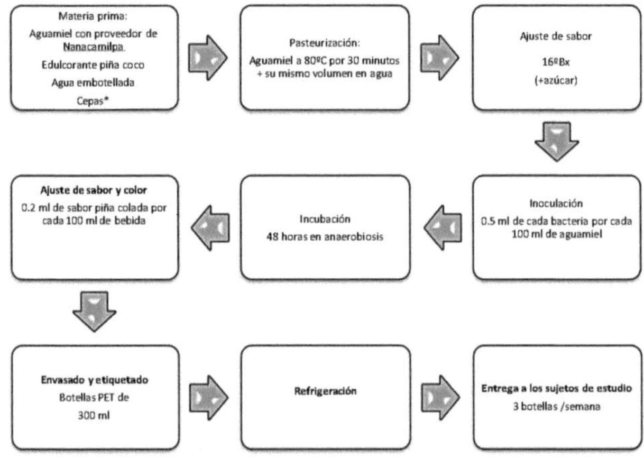

Figura 3.4 Proceso de elaboración de bebida simbiótica

La elaboración de la bebida placebo se realizó de la siguiente manera:

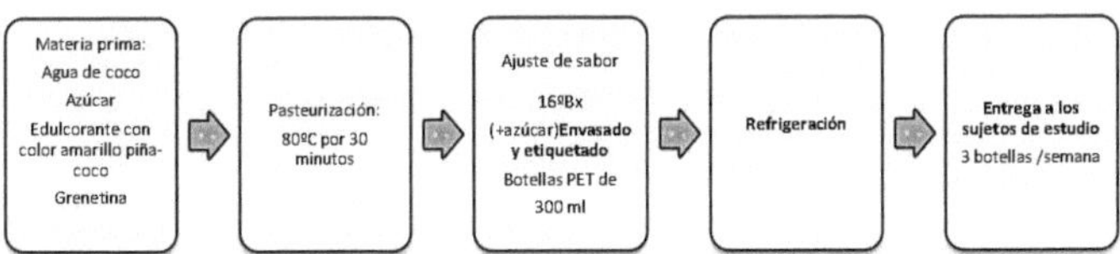

Figura 3.5 Proceso de elaboración de bebida placebo

La bebida terminada lista para el consumo humano, se envasó en botellas de PET, las cuales fueron sometidas a calor para eliminar carga microbiana. Las botellas se llenaron con 300 ml cada una en la campana de flujo laminar y se mantuvieron en refrigeración a 7°C durante 15 días como máximo en lo que eran entregadas a los sujetos de estudio. Fueron etiquetadas con las letras S y P de simbiótico y placebo, respectivamente y fueron marcadas con la fecha de elaboración y de caducidad.

3.4.2 Fase 2. Intervención

3.4.2.1 Toma de muestras de heces fecales antes y después de la intervención

Se solicitó una muestra de heces fecales del tamaño de una nuez a los sujetos que resultaron positivos a SII, recogidas en un frasco estéril de boca ancha por cada uno de los participantes. Una vez recogidas las muestras, se transportaron en hielo seco hasta el laboratorio de investigación del área biotecnoambiental, en donde fueron alicuotadas y congeladas a -80 °C antes de ser procesadas. El tiempo transcurrido desde su recogida por parte de los sujetos de estudio hasta su entrega fue inferior a 12 horas. Cada muestra fecal fue separada y etiquetada en tubos de microcentrífuga con 150 mg cada uno para la extracción de ADN bacteriano.

3.4.2.1 Aplicación de cuestionarios antes y después de la intervención

Antes de la intervención y cuando finalizó, se aplicaron los cuestionarios de los criterios de Roma IV y el Cuestionario IBSSS para determinar la presencia y gravedad de la sintomatología. Se realizaron de manera grupal, donde primeramente el investigador expuso la manera de responder cada una de las preguntas, apoyándo de manera personal si se presentaba alguna duda.

3.4.2.2 Intervención

Los sujetos que fueron finalmente seleccionados, se dividieron en dos grupos:
Grupo A : Grupo de intervención con la bebida simbiótica.
Grupo B: Grupo control quienes recibieron una bebida placebo.

La intervención se realizó durante 8 semanas, teniendo que consumir cada uno de los participantes 50 ml diarios de la bebida que les fue asignada por las mañanas en ayuno, para lo cual se les proporcionó junto con su bebida, un vaso medidor. Los participantes recibieron un lote de 350 ml semanalmente y se les indicaron las instrucciones de almacenamiento y conservación de su bebida.

3.4.3 Fase 3. Análisis de la microbiota intestinal

3.4.3.1 Extracción de ADN bacteriano antes y después de la intervención

La microbiota intestinal es diferente en SII que en sujetos sanos, pero no se ha establecido una característica común presente en todos los pacientes (M.Schmulson, et al., 2014). Para determinar su composición en cuanto a los taxones bacterianos que puedar estar alterados (disbiosis), se emplearon técnicas moleculares obteniendo de las muestras de heces fecales el ADN de dichas bacterias. La mayoría de los estudios sobre la microbiota intestinal están basados en el análisis de las heces, ya que su recolección es sencilla y no invasiva. Las bacterias detectadas en las heces son una mezcla de las bacterias de la luz intestinal y de aquellas libres o mal adheridas a la mucosa. Por otra parte, un inadecuado almacenamiento de la muestra o un retraso en el procesamiento puede ser decisivo a la hora de poder detectar microorganismos especialmente lábiles como los anaerobios (Ott *et al.,* 2004).

La extracción de ADN se realizó a partir de 150 mg de muestra de heces utilizando el Quick-DNA™ Fecal/Soil Microbe Miniprep Kit, el cual tiene el siguiente protocolo:

Para obtener un rendimiento óptimo, agregue beta-mercaptoethanol (suministrado por el usuario) a Genomic Lysis Buffer hasta una dilución final de 0.5% (v / v), es decir, 500 µl por 100 ml. Después realizar como se muestra a continuación:

1. Agregue ≤ 150 mg de muestra fecal o ≤ 250 mg de muestra de suelo a un tubo ZR BashingBead ™ Lysis (0,1 y 0,5 mm). Agregue 750 µl de BashingBead ™ Buffer al tubo.
2. Asegúrelo en un vórtex equipado con un conjunto de soporte de tubo de 2 ml y procese a máxima velocidad durante ≥ 5 minutos.

Nota: el tiempo de procesamiento requerido variará según el dispositivo y la aplicación y, por lo tanto, debe ser evaluado caso por caso. *En esta investigación se procesó cada muestra por 12 minutos.

3. Centrifugue el tubo de lisis BashingBead ™ de ZR (0.1 y 0.5 mm) en una microcentrífuga en ≥ 10,000 x g por 1 minuto.
4. Transfiera hasta 400 µl de sobrenadante a un filtro Zymo-Spin ™ III-F en un tubo de recolección y centrifugar a 8.000 x g durante 1 minuto.
5. Agregue 1,200 µl de Genomic Lysis Buffer al filtrado en el tubo de recolección del Paso 4.
6. Transfiera 800 µl de la mezcla del Paso 5 a una columna IIC Zymo-Spin ™ en un tubo de recolección y centrifugar a 10.000 x g durante 1 minuto.
7. Deseche el flujo del tubo de recolección y repita el paso 6.
8. Agregue 200 µl de Buffer de prelavado de ADN a la columna IIC Zymo-Spin ™ en un nuevo tubo de recolección y centrifugar a 10.000 x g durante 1 minuto.

9. Agregue 500 μl de Buffer de lavado g-DNA a la columna IIC de Zymo-Spin ™ y centrifugue a 10,000 x g por 1 minuto.
10. Transfiera la columna IIC de Zymo-Spin ™ a un tubo limpio de microcentrífuga de 1.5 ml y agregue 100 μl (50 μl mínimo) de Buffer de Elución de ADN directamente a la matriz de la columna. Centrifugar a 10.000 x g durante 30 segundos para eluir el ADN. En este punto se utilizaron 60 μl de Buffer.
11. Coloque un filtro Zymo-Spin ™ III-HRC en un tubo de recolección limpio y agregue 600 μl de Prep. Solución. Centrifugar a 8.000 x g durante 3 minutos.
12. Transfiera el ADN eluido a un filtro preparado de Zymo-Spin ™ III-HRC en un 1.5 ml tubo de microcentrífuga limpio y centrifugar exactamente a 16,000 x g durante 3 minutos.

El ADN filtrado ahora es adecuado para la PCR y otras aplicaciones posteriores.

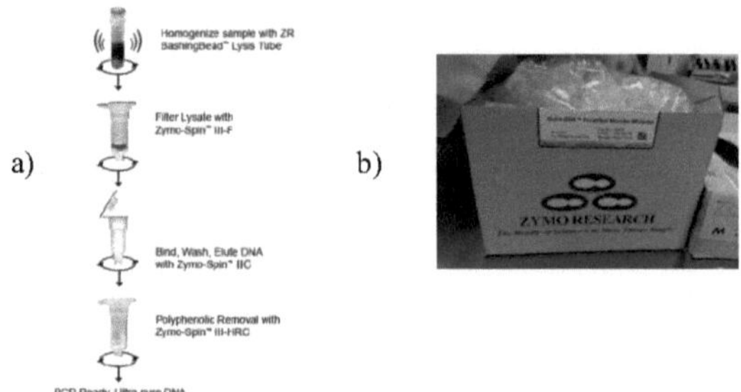

Figura 3.6 a) Esquema del proceso de la extracción de ADN, b) Quick-DNA™ Fecal/Soil Microbe Miniprep Kit

3.4.3.2 Determinación de la concentración de los ácidos nucleicos (ADN)

La espectrofotometría UV/Visible nos permite confirmar que contamos con cantidad suficiente de ácidos nucleicos (DNA/RNA) de calidad adecuada antes de llevar a cabo ensayos de PCR cuantitativa en tiempo real (RT-PCR), análisis de SNPS (Polimorfismos de nucleótido único) o la secuenciación automática de muestras de DNA de plásmidos, cósmidos, productos de PCR, entre otros.

La concentración y pureza de los ácidos nucleicos se determinó mediante la lectura espectrofotométrica a 340 nm.

Procedimiento utilizando un sistema NanoDrop 2000 (ThermoFisher Scientific):

1. Limpiar la superficie del sistema de retención de muestra del microespectrofotometro con 2 µl de agua desionizada RNasa free en la superficie óptica inferior. Luego pasar un paño especial Kimwipe.
2. Abrir el software de NanoDrop y seleccionar el módulo de ácidos nucleicos.
3. Inicializar el espectrofotómetro añadiendo 2 µl de agua desionizada RNasa free en el NanoDrop. Limpiar con Kimwipe.
4. Realizar una medida con 2 µl de blanco (Buffer de elución del kit utilizado para la extracción de ADN). Limpiar con Kimwipe.
5. Medir la muestra de ácido nucleico añadiendo 2 µl

3.4.3.3 Reacción en cadena de la polimerasa en tiempo real (qPCR)

En la actualidad, la PCR en tiempo real es la técnica más sensible para la detección de ácidos nucleicos (ADN y ARN). La PCR en tiempo real se basa en el principio del método de la PCR desarrollado por Kary Mullis en la década de los 80, que permite detectar ADN a partir de pequeñas cantidades, amplificándolas hasta más de un billón de veces (Mullis, 1990). La qPCR en tiempo real es una técnica que combina la amplificación y la detección en un mismo paso, al correlacionar el producto de la PCR de cada uno de los ciclos con una señal de intensidad de fluorescencia. Posee características importantes como alta especificidad, amplio rango de detección (de 1 a 107 equivalentes genómicos de la secuencia blanco) y rapidez en la visualización del producto ya que no es necesario realizar una electroforesis posterior (Brechtbuehl *et al.,* 2001).

Los ensayos de la qPCR en tiempo real son entre 10,000 y 100,000 veces más sensibles que las pruebas de protección por ARNasa,1 1,000 veces más sensibles que la hibridación por Dot blot2 y pueden detectar diferencias de una sola copia del ADN (Wong y Medrano 2005). Además, se ha reportado que para la PCR convencional (punto final), la cantidad final de producto amplificado puede verse afectada por inhibidores, saturación de la reacción o bien por falta de una estandarización adecuada. Debido a la enorme proyección que tienen los ensayos de la PCR en tiempo real como herramienta útil y extremadamente sensible en investigación clínica, industrial, biológica y biomédica, para realizar la cuantificación (Aguilera *et al.,* 2010).

Para la amplificación por PCR en tiempo real además de los reactivos que se emplean en la PCR punto final, es necesario emplear un fluoróforo (Tabla 3.2). En algunos ensayos cuantitativos se requiere determinar el número de moléculas ARNm, por lo que es necesario llevar a cabo una reacción de transcripción reversa (RT) del ARNm a ADNc antes de que se aplique la PCR en tiempo real. En este caso, el ensayo se conoce como retrotranscripción o RT acoplada a la PCR (RT-PCR), la que puede realizarse en uno o dos pasos (Tabla 3.3). Finalmente, se realiza la amplificación (síntesis) del ADN o ADNc en un termociclador acoplado a un sistema óptico, que monitorea la señal de los fluoróforos usados para detectar el producto amplificado. Debido a que la fluorescencia de éstos aumenta conforme el producto se amplifica, se combinan los procesos de amplificación y detección en una sola etapa.

Tabla 3.2 Oligonucleótidos específicos de qPCR en tiempo real para la amplificación e identificación de las bacterias.

Bacteria	Secuencia de Oligonucleótidos (5´-3´)	Tamaño del producto, pb	Referencia
Bacteroidetes	Bac960F-GTTTAATTCGATGATACGCGAG Bac1100R -TTAASCCGACACCTCACGG	122	Yang *et al.,* 2015; Cortázar, 201; Alvarado, 2018
Firmicutes	Firm934F-GGA GYA TGT GGT TTA ATT CGA AGC A Firm1060R-AGC TGA CGA CAA CCA TGC AC	126	Guo *et al.,* 2008; Cortázar,2017; Alvarado, 2018

Tabla 3.3 Condiciones de amplificación para las diferentes bacterias (Alvarado, 2018).

Bacteria	Condiciones	Tiempo y T°	Ciclos
Bacteroidetes	Desnaturalización	95°C 5 min	45 ciclos
	Desnaturalización	95°C 15s	
	Alineamiento	64°C por 15 s	
	Extensión	72°C 4s	
	Enfriamiento	4 °C 10 min	
Firmicutes	Desnaturalización	95°C 5 s	45 ciclos
	Desnaturalización	95°C 15 s	
	Alineamiento	61°C 15 s	
	Extensión	72°C 10 s	
	Enfriamiento	4 °C 10 min	

En este proyecto se utilizó un termociclador LightCycler 2.0 con un Rotor-Gene SYBR® Green PCR Kit (QIAGEN). Todas las pruebas de PCR se llevaron a cabo por triplicado y con un volumen final de 25 µl con una distribución de volúmenes como se muestra en siguiente tabla (Tabla 3.4):

Tabla 3.4 Volúmenes de reactivos utilizados para cada reacción de qPCR en tiempo real de manera general

Reactivo	Cantidad en µl
DNA bacteriano (heces)	Varía ADN diluido previamente según tabla X
Primer mix	1 µl
SYBR® Green	12.5 µl
Agua miliQ	Cantidad restante
Volumen final	25 µl

Tabla 3.5 Volúmenes de reactivos utilizados para cada reacción de qPCR tiempo real de controles.

Reactivo	Cantidad en µl
Primer mix	1 µl
SYBR® Green	12.5 µl
Agua miliQ	11.5 µl
Volumen final	25 µl

3.4.4 Análisis estadístico de los datos

Se realizó un análisis estadístico de los datos recabados mediante estadística descriptiva e inferencial. Para el análisis de estadística descriptiva se realizaron cálculos de medias, frecuencias y proporciones para variables cualitativas, y para las variables cuantitativas se calcularon medias y desviación estándar. Se realizó además pruebas de comparación de medias (ANOVA) para evaluar las diferencias significativas entre los grupos, y comparar resultados de calidad de vida y gravedad de síntomas al inicio, durante y final del tratamiento para cada grupo por separado y para comparar estos resultados entre ambos grupos. Se empleó el paquete estadístico MINITAB, licencia para UPAEP.

3.5 RECURSOS

3.6.1 Recursos humanos

Los recursos humanos estuvieron a cargo del equipo de trabajo, como directora de esta investigación la Dra. Beatriz Pérez Armendáriz, como co-directora la Mtra. Laura Márquez Morales, como asesor el Dr. Elie Girgis ElKassis. la licenciada en nutrición Michelle Magaña Graillet participó en la elaboración de la bebida simbiótica. La Mtra. Laura Márquez colaboró también con la identificación de las cepas utilizadas para la realización de la bebida.

3.6.2 Recursos materiales

- Elaboración de la bebida: Material de laboratorio de biotecnología de las instalaciones de la UPAEP: parrilla de inducción marca Schones bauen ® modelo Núremberg; autoclave marca AESA modelo CU250, probetas, colador, ollas de acero inoxidable, termómetro de alimentos, refractómetro, campana de flujo laminar, materia prima (azúcar de mesa, pulque, aguamiel, saborizante artificial), botellas de plático PET para contener la bebida finalizada, refrigerador.

- Cuestionarios: Impresiones en hoja de papel para los cuestionarios Roma IV e IBSSS y bolígrafos para escribir
- Extracción de ADN: vasos estériles para recolección de muestras de boca ancha, Quick-DNA™ Fecal/Soil Microbe Miniprep Kit.

3.6.3 Recursos financieros

Recursos brindados por la institución UPAEP, así como recursos personales por parte de la tesista.

3.6 LINEAMIENTOS BIOÉTICOS

EL proyecto fue revisado y aprobado por el Comité de Ética en Investigación del Departamento de Ciencias de la Salud UPAEP con la clave **CONBIOETICA21CEI00620131021** en agosto 2017. Tal como lo indica el Artículo 6. De la presentación y autorización de los proyectos o protocolos de investigación de la NOM-012-SSA3-2012, los pacientes que calificaron para su participación en este ensayo clínico debieron haber aceptado las condiciones del mismo, conociendo claramente el procedimiento, los riesgos y beneficios, y sus derechos, y esto lo expresaron por medio de su firma del Consentimiento Informados, documento en el que se plasman todos los elementos mencionados. Las cartas se entregaron por escrito mencionando los beneficios que podrían obtener por el consumo de la bebida simbiótica de acuerdo a evidencia científica. Además, se elaboró una carta de cancelación de participación (Anexo VI) para que fuera entregada en el momento en el que decidieran ya no continuar con la investigación. Finalmente, se les explicaron los posibles riesgos que podrían suceder durante el consumo de la bebida, efectos secundarios y se les mencionó el apoyo por parte de la Clínica UPAEP en caso de alguna reacción diferente a lo esperado (Anexo V) Los responsables de los procedimientos y personas responsables de comunicar a los sujetos quedaron asentados como la Mtra. Laura Márquez Morales y la LN. Sara Paulina Gallegos Orozco (Anexo VII) al finalizarse la investigación los resultados fueron entregados de manera inmediata a cada uno de los pacientes de forma escrita y verbal, para que conozcan su estado actual de salud. Estos documentos los entregó la LN. Sara Paulina

Gallegos Orozco con el compromiso de proteger la confidencialidad de los datos personales y respeto de la privacidad de los sujetos.

3.7 PLANES DEL USO DE LOS RESULTADOS DE LA INVESTIGACIÓN

Difundir y publicar los resultados obtenidos de la investigación con la finalidad de dar a conocer el efecto de los probióticos que contiene una bebida milenaria tan importante en nuestra cultura mexicana como lo es el pulque en la composición de la microbiota intestinal de los estudiantes, quienes son sujetos vulnerables a contraer enfermedades del tracto gastrointestinal relacionado a sus hábitos alimenticios, así como situaciones de estrés académico o depresión. Todo esto con la finalidad de brindar una alternativa de tratamiento para prevenir o mitigar la sintomatología del síndrome de intestino irritable con bacterias benéficas provenientes un producto natural consumido por nuestro pueblo desde tiempos precolombinos y que actualmente ha resurgido por sus propiedades probadas científicamente a nivel mundial, así como su inocuidad certificada (Escalante et al., 2016). El aislamiento y la evaluación del potencial probiótico de LAB de productos no lácteos para la formulación de alimentos funcionales que promueven la salud han sido una actividad de tendencia (Tripathi y Giri, 2014). Este tipo de productos que contienen cepas bacterianas probióticas, pero a base de jugos, frutas y cereales, ofrecen ventajas significativas como alternativa a los productos funcionales basados en productos lácteos, como el colesterol bajo y la ausencia de sustancias alergénicas para los lácteos (Soccol et al., 2012). El LAB detectado como las bacterias más abundantes en pulque como *Lactobacillus acidophilus* y *L. plantarum*, se propone desempeñar un papel importante también debido a sus actividades antimicrobianas. La resistencia natural de estos LAB al pH final del pulque y al contenido de alcohol, su abundancia al final de la fermentación (Escalante et al., 2008) y la aplicación tradicional de pulque para el tratamiento de enfermedades gastrointestinales sugieren que el LAB involucrado en la fermentación por pulque son posibles candidatos probióticos (Escalante, 2016).

CAPÍTULO IV RESULTADOS Y DISCUSIÓN

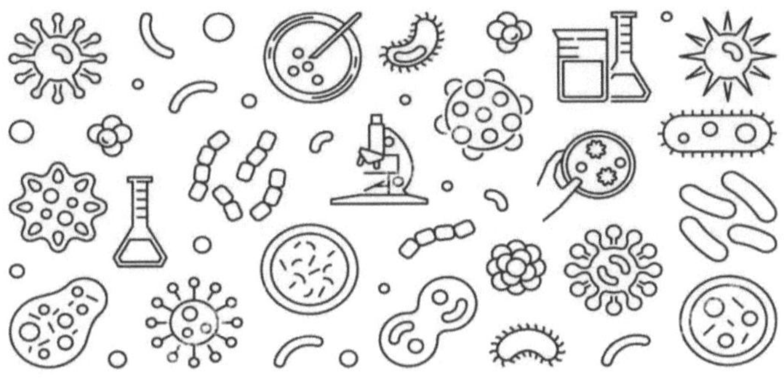

CAPÍTULO IV. RESULTADOS Y DISCUSIÓN

4.1 POBLACIÓN Y MUESTRA

Se llenó una historia clínica (Anexo 2) por cada estudiante que aceptó voluntariamente su participación en la investigación junto con el investigador antes de la intervención. El documento fue elaborado de acuerdo a las indicaciones estipuladas en la *NORMA OFICIAL MEXICANA NOM-004-SSA3-2012, DEL EXPEDIENTE CLÍNICO y* constó de los siguientes apartados:

a) Ficha de identificación
b) Antecedentes no patológicos:
c) Antecedentes patológicos personales
d) Antecedentes psiquiátricos
e) Tipo y nivel de actividad física

A partir de la aplicación de los cuestionarios Roma IV e IBSSS, se recolectó una muestra de 8 pacientes con SII. De la población total un 87.5% son mujeres (6/8) y un 12.5% hombres (1/8), con una edad promedio de 18.6 ± 0.93 años de edad para ambos sexos; todos los sujetos son solteros y estudiantes de la licenciatura en Medicina en UPAEP (Tabla 4.1).

Mediante las descripciones de la actividad física, se clasificó como muy sedentarios, sedentarios, actividad física moderada y actividad física activa. El 25% de la población se determinó como muy sedentarios al realizar actividades en posición sentada o de pie como caminar, pintar, manejar, planchar, cocinar y trabajo de oficina. El 37.5% de la población resultó ser sedentaria, debido a que las actividades predominantes en su día a día son, por ejemplo, actividades de pie, en ambiente cerrado y templado, a la intemperie sin mayor desgaste como caminata moderada, trabajos en restaurante, golf, tenis de mesa y el cuidado de niños. Otro 25% de la población refiere practicar algún deporte de manera poco frecuente con actividades al aire libre con desgaste como la caminata intensa o llevar una carga, lo que los clasifica como de actividad física moderada. Finalmente, el 12.5% de la población refirió realizar actividades a la intemperie, con intenso desgaste como caminatas en pendiente hacia arriba, básquetbol o fútbol, lo que se interpreta como de actividad física activa. LA actividad física no varío antes y después de la intervención (Figura 4.1).

Tabla 4.1 Características generales de los participantes con síndrome de intestino irritable y sujetos control N=8

	Con SII n=6	**Controles n=2**
Edad (años)	19 ± 0.52	19 ± 0.71
Género (% hombres)	16.6 %	0
Género (% mujeres)	83.4 %	100%
Práctica de actividad física (%)*	33.3 %	0
Consumo de alcohol (%)**	50 %	50%
Horas de sueño	6.4 ± 0.9	6.5 ± 1.4

*Caminar durante al menos 30 minutos y/o practicar algún deporte
**Consumo de alcohol ocasional

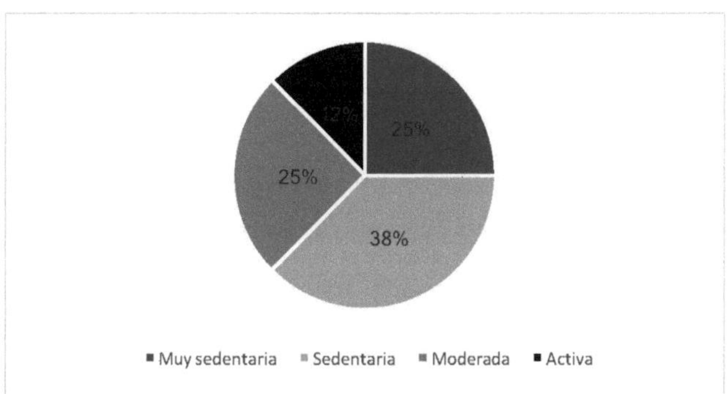

Figura 4.1 Clasificación de la población por su actividad física

Entre los antecedentes patológicos personales referidos, destacan el consumo de alcohol (37.5%) y la convivencia con animales domésticos (zoonosis) con un 37.5%. Las cirugías reportadas debían coincidir con los criterios de inclusión, aceptando a los sujetos con cirugías que no interfirieran de ningún modo con el tracto gastrointestinal. En promedio, los participantes duermen 6.2 ± 1.4 horas, ubicándose dentro de la recomendación general de la Organización Mundial de la Salud.

Tabla 4.2 Antecedentes no patológicos personales de la población general

Situación patológica	***Frecuencia***	***%***
Tabaquismo	1	12.5
Consumo de alcohol	3	37.5
Consumo de drogas	0	0
Zoonosis	3	37.5
Cirugías*	1	12.5
Descanso	***Horas de sueño***	
Promedio de horas de sueño	6.2 ± 1.4	
Antecedentes psicológicos personales	***Frecuencia***	***(%)***
Estrés	6	75
Ansiedad	4	50
Depresión	1	12.5

*Cirugía que no interfiere en el tracto gastrointestinal

4.2 FASE 1: BEBIDA SIMBIÓTICA

4.2.1 Medición del crecimiento bacteriano

Las cepas fueron identificadas previamente por espectrometría de masas por Márquez (2018), quien donó las cepas para la elaboración de la bebida para esta investigación (Tabla 4.3).

Tabla 4.3 Identificación de cepas por MALDI-TOF (Márquez, 2018).

Clave de cepa	Bacteria	Score value
9PA	*Lactobacillus paracasei*	(++)(A)
10PA	*Lactobacillus brevis*	(+)(B)
11PA	*Lactobacillus paracasei*	(++)(A)
12PA	*Lactobacillus brevis*	(++)(A)
15PA	*Lactobacillus paracasei*	(+++)(A)
20AA	*Lactobacillus paracasei*	(+++)(A)
4AA	*Lactobacillus plantarum*	(++)(A)

(+) Identificación del género probable. (++) Identificación del género segura, identificación de la especie probable. (+++) Identificación de la especie altamente probable. (A) Consistencia en la especie. (B) Consistencia en el género. (C) No hay consistencia en el género.

Se realizó conteo de microorganismos totales, obteniendo la cinética del crecimiento microbiano, mostrado en las siguientes figuras:

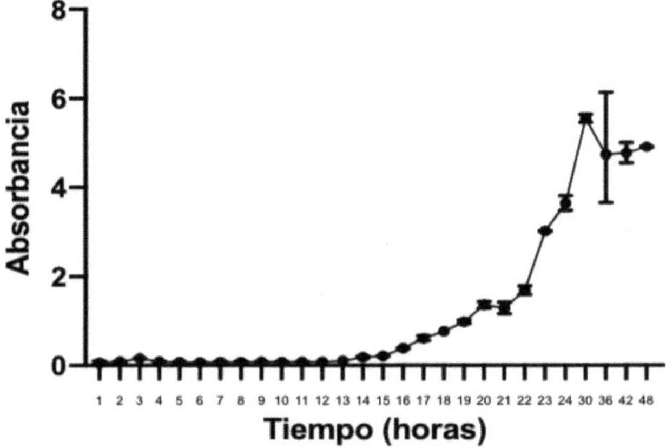

Figura 4.2 Cinética de crecimiento bacteriano de Lactobacillus brevis

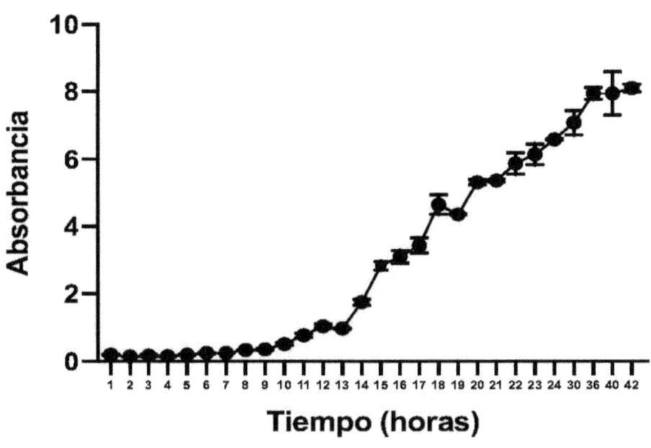

Figura 4.3 Cinética de crecimiento de Lactobacillus paracasei.

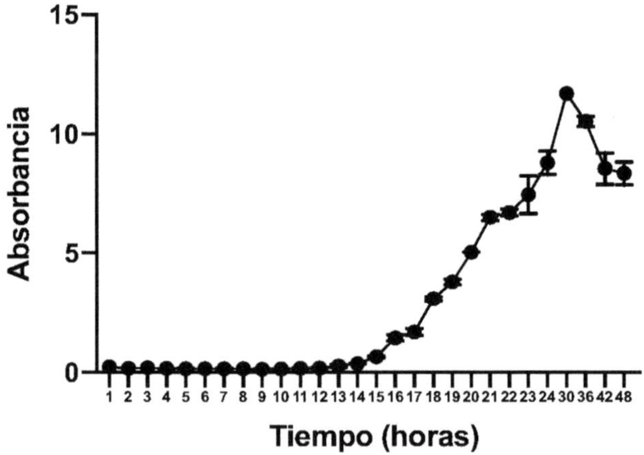

Figura 4.4 Cinética de crecimiento de Lactobacillus plantarum.

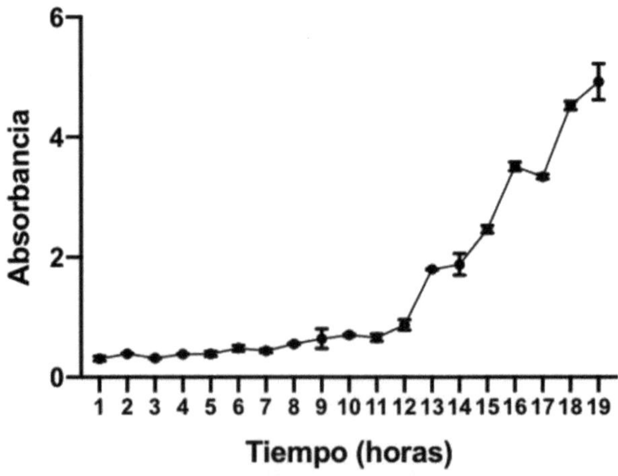

Figura 4.5 Cinética de crecimiento del consorcio de 3 cepas

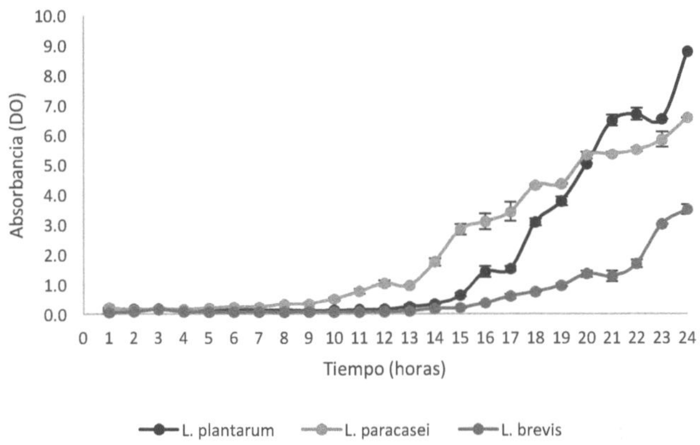

Se realizó Tinción de GRAM a las bacterias previamente identificadas para la evaluación de morfología macroscópica de acuerdo al protocolo de Trejo *et al.,* 2012.

Tabla 4.4 Características macroscópicas de las cepas identificadas

GRAM	Color	Forma	Imagen*
Positivas	Azul violeta	Bacilos, lactobacilos. Bacilar, redonda.	

*Tomada de www.imagenesmi.com (2019)

Se realizaron diluciones para realizar conteo de microorganismos viables (Tabla 4.6):

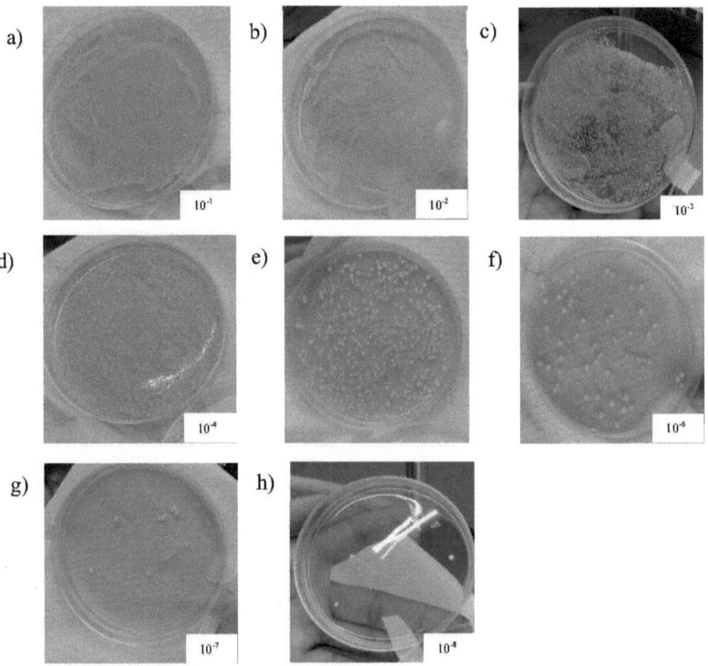

Figura 4.6 Diluciones en agua peptonada para conteo de microorganismos viables en diferentes diluciones. Se realizaron las diluciones desde 10^{-1} hasta 10^{-8} por cada una de las 3 cepas identificadas previamente.

4.2.2 Determinación de la dosis

La NORMA Oficial Mexicana NOM-181-SCFI-2010, determina la cantidad de inóculo necesario para la elaboración de bebidas probióticas con cepas alternativas, la cual es 106 UFC/g viables de cultivos lácticos, como mínimo (Tabla 4.5).

Tabla 4.5 Conteo de microorganismos viables con un volumen de siembra de 1 ml

Cepa	*UFC*	*Dilución*	*Volumen de siembra UFC/ml*
L. brevis	307	10^{-5}	3.07x107 UFC/ml
L. paracasei	315	10^{-5}	3.15 x107 UFC/ml
L. plantarum	296	10^{-5}	2.96 x107 UFC/ml

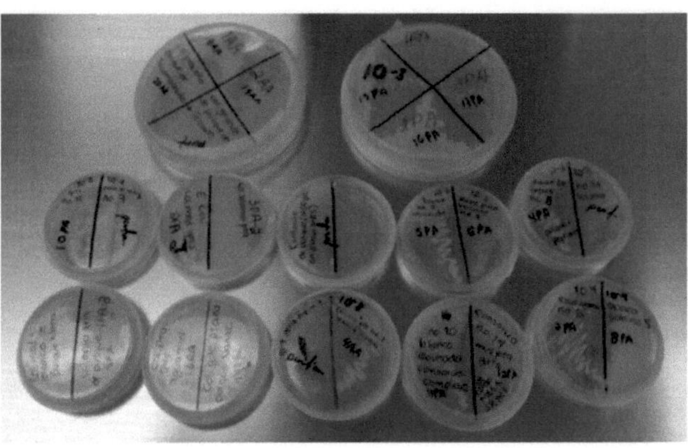

Figura 4.7 Separación de cepas por características fenotípicas en medio de cultivo MRS.

4.2.3 Elaboración de la bebida

La bebida se preparó en mayor volumen para abastecer la demanda de la intervención, por lo que se elaboraban 2800 ml de bebida simbiótica y 700 ml de bebida placebo semanalmente para ofrecer un producto fresco, para lo cual se realizaron los siguientes cálculos:

Antes de pasteurizar:

1. Medición de ºBrix

Toma 1	Toma 2	Toma 3	Promedio
5.3	6.1	6.1	5.8

2. Adición de agua al aguamiel

   5840de aguamiel + 5840 ml de agua purificada

3. Balance

   (5840 ml) (5.8) + A = (5840 ml) (16 ºBrix)

   (5840 ml) (0.058) + A = (5840 ml) (0.16 ºBrix)

   338.72 + A = 934.4

   A= 934.4 – 338.7

A= 595.68 g de azúcar

4. Se adicionaron 0.5 ml de bacteria por cada 100 ml = 58.4 ml de bacteria para los 11,680 ml de bebida.

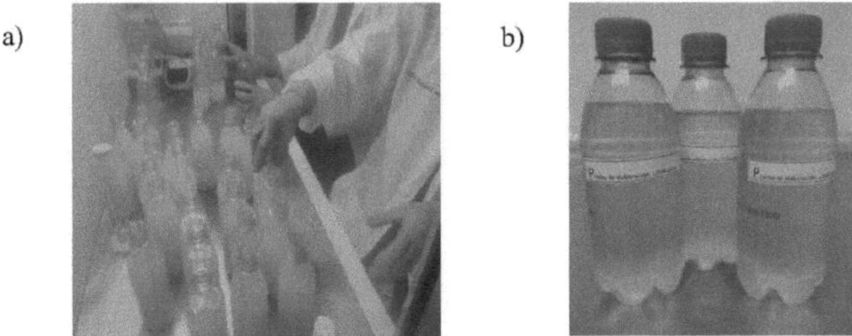

Figura 4.8 a) Envasado de bebida simbiótica en botellas de plástico PET. b) Bebida placebo terminada, envasada y etiquetada.

Las características organolépticas finales de la bebida simbiótica que fueron elegidas (previo se probaron otros modelos) fue el sabor piña-coco, endulzado con azúcar estándar y colorante artificial amarillo para ambas versiones de la bebida.

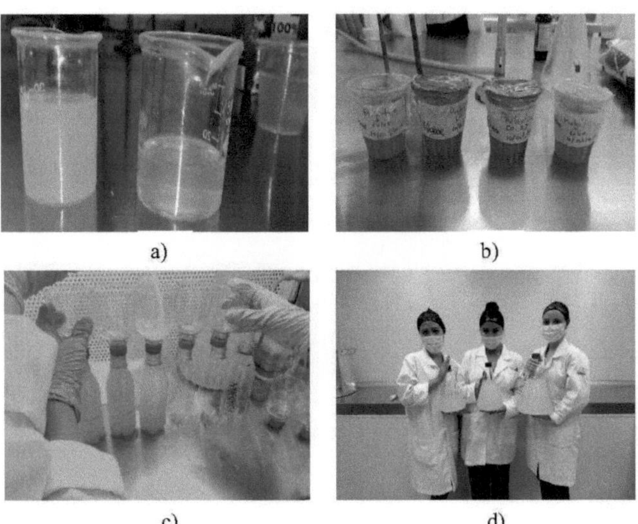

Figura. 4.9 Preparación de bebida para intervención. A) Prueba de consistencia. B) Prueba de diferentes sabores. C) Envasado de bebida simbiótica en campana de flujo laminar D) Investigadoras con la bebida inoculada.

Tabla. 4.6 Características de la bebida

	Sabor	*Ingredientes principales*	*Color*	*ºBrix*
Simbiótica	Piña-coco	Agua miel, probióticos, azúcar	amarillo	16ºBrix
Placebo	Piña-coco	Agua de coco, azúcar	amarillo	16ºBrix

4.3 FASE 2: INTERVENCIÓN

4.3.1 Toma de muestras de heces fecales antes y después del tratamiento

Antes de la intervención y después, los participantes controles y del grupo de investigación, entregaron una muestra de heces fecales con características que se indicaron con anterioridad. Cada una de las muestras se separó en tubos de microcentrífuga de 1.5 ml con 150 μg de muestra en cada uno (Figura 4.9).

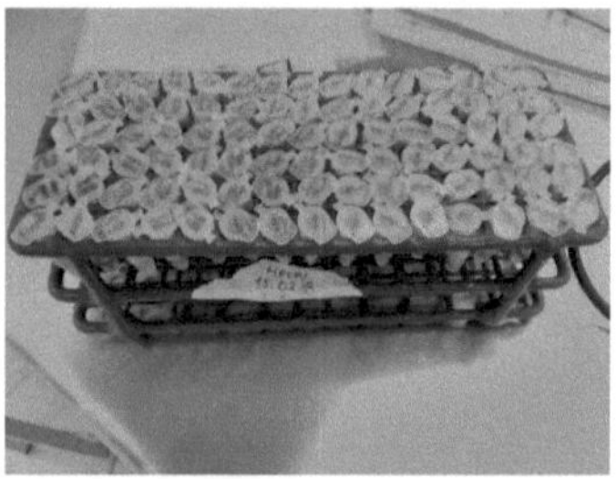

Figura 4.10 Separación de muestras de heces fecales en tubo de microcentrífuga de 1.5 ml para su conservación a -80 ºC hasta su manipulación.

4.3.2 Aplicación de cuestionarios antes y después del tratamiento

4.3.2.1 Criterios de Roma IV

A partir de los criterios de Manning, más comunes en el Síndrome de intestino irritable (SII) en comparación con enfermedades orgánicas, y los posteriores criterios de Kruis que resaltaron la cronicidad de los síntomas y la necesidad de descartar los criterios de alarma, se desarrollaron los Criterios de Roma para SII, los cuales se extendieron Mediante los criterios de Roma IV se determinó la sub-clasificación del síndrome, pudiendo ser Síndrome de intestino irritable con predominio de diarrea (SII-D), con predominio de estreñimiento (SII-E), de características mixtas (SII-M) y no clasificable (SII-NC).La sub-clasificación SII-E se identifica, además de los síntomas gastrointestinales mencionados anteriormente, cuando más de una cuarta parte (25%) de las deposiciones tienen heces con forma tipo I o 2 de Bristol, y menos de una cuarta parta, heces con forma 6 o 7. SII-D, se caracteriza por que más de una cuarta parte (25%) de las deposiciones tienen heces con forma tipo 6 o 7 de Bristol, y menos de una cuarta parte, heces con forma 1 o 2. SII-M se caracteriza porque más de una cuarta parte (25%) de las deposiciones tienen heces con forma tipo 1 o 2 de Bristol, y más de una cuarta parte, heces con forma 6 o 7. SII-NC se caracteriza porque los pacientes con SII padecen hábitos intestinales que no pueden ser clasificados en ninguna de las 3 categorías anteriores. En los participantes resultó más frecuente las deposiciones del tipo 6 y 7 (deposiciones con fragmentos pastosos, con bordes irregulares, acuosa, sin pedazos sólidos o totalmente líquida) según la escala de Bristol.

La sub-clasificación del SII más común entre los participantes de este estudio fue SII-NC (62.5%), debido a los hábitos intestinales tan diversos manifestados en la historia clínica y mediante los criterios de Roma IV (Tabla 4.7).

Tabla 4.7 Criterios de Roma IV en población general

Sub-clasificación del SII	*Frecuencia* antes*	*% antes**	*Frecuencia * después*	*% después*
SII-E	1	12.5	0	0
SII-D	1	12.5	2	25
SII-M	1	12.5	2	25
SII-NC	5	62.5	3	
Síntomas principales compatibles con SII	*Frecuencia *(Antes)*	*% antes**	*Frecuencia (después)**	% después*
Dolor abdominal recurrente	8	100	5	62.5
Mejoría de los síntomas después de la defecación	6	75	4	50
Cambios en la frecuencia de las deposiciones	7	87.5	5	62.5
Cambio en la apariencia de las heces	3	37.5	2	25

*Participantes que sí refirieron la sufrir la sintomatología

La verificación de la presencia de la sintomatología de alarma también corresponde a los criterios de la Roma IV, en donde se analizó si sus respuestas correspondieran a las siguientes características compatibles con el SII (Tabla 4.5): fiebre con dolor abdominal, dolor abdominal de duración crónica con el tipo de dolor intermitente con episodios de dolor previos. En algunos individuos, el dolor puede estar bien localizado (en el cuadrante inferior del abdomen, por ejemplo), mientras que en otros la localización del dolor tiende a desplazarse. Además, suelen presentar alivio con la defecación o con la eliminación de gases. El dolor nocturno es inhabitual en el SII y se le considera un signo de advertencia de complicación de esta u otra patología. Otros síntomas compatibles con el SII con la hinchazón, distensión, borborigmo y flatulencia. A continuación, se muestran los síntomas de alarma encontrados en los cuestionarios de los sujetos antes y después de la intervención (Tabla 4.6).

Tabla 4.8 Criterios de Roma IV: síntomas de alarma

Síntomas	*Frecuencia (Antes)*	*% antes*	*Frecuencia (Después)*	*% después*
Edad ≥ 50 años	0	0	0	0
Sangre en heces	1	12.5	0	0
Pérdida de peso involuntaria	1	12.5	0	0
Pérdida del apetito	4	50	1	12.5
Síntomas nocturnos	1	12.5	0	0
Fiebre relacionada con dolor abdominal	0	0	0	0
Tumoración abdominal	0	0	0	0
Ascitis	0	0	0	0

4.3.2.2 Cuestionario de gravedad del Síndrome de intestino irritable (IBSSS)

El cuestionario IBSSS permite identificar la gravedad de la sintomatología y el nivel en que éste padecimiento interfiere con la vida cotidiana de quienes lo padecen. El cuestionario más ampliamente utilizado para valorar la gravedad del SII es el llamado "Irritable Bowel Syndrome Severity Scoring System" (Francis, *et al.*, 1997) En él se analizan la intensidad de 5 ítems diferentes durante un periodo de 10 días: dolor abdominal, distensión, frecuencia de las deposiciones, consistencia de las deposiciones, e interferencia con las actividades cotidianas. Cada ítem se puntúa de 0 a 100 en una escala visual analógica, obteniéndose el sumatorio de las 5 puntuaciones. El Irritable Bowel Syndrome Severity Scoring System ha sido traducido y validado al español (Almansa, *et al.*, 2011). El máximo puntaje es 500; las situaciones leve, moderado y severo son indicadas por los puntajes de 75 a 175, 176 a 300 y mayor a 300 respectivamente.

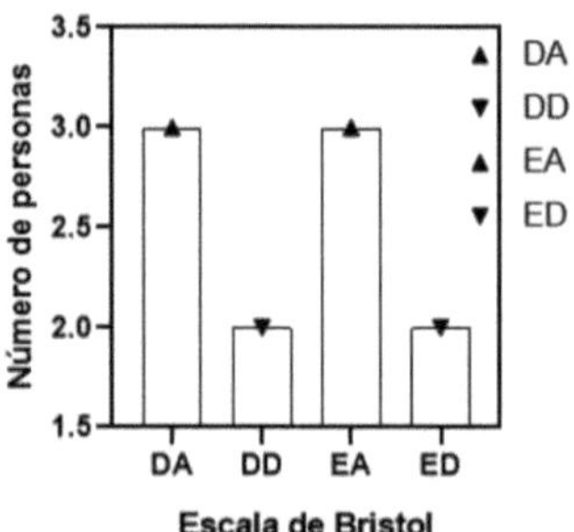

Figura 1.11 Casos de diarrea y estreñimiento antes y después del tratamiento de acuerdo a la escala de Bristol incluida en los criterios de Roma IV independientemente de su puntaje final que determinó la sub-clasificación del SII. DA: diarrea antes del tratamiento; DD: diarrea después del tratamiento; EA: estreñimiento antes del tratamiento; ED: estreñimiento después del tratamiento.

El análisis de los datos arrojó que el 75% de los sujetos antes del tratamiento se encontraban con la sintomatología clasificada como leve, mientras que el otro 25% se encontraba dentro de la clasificación de sintomatología moderada. Al finalizar el tratamiento, de acuerdo al puntaje del IBSSS, el 62.5% de los sujetos redujo la gravedad de la sintomatología siendo ésta clasificada como leve, mientras que el otro

37.5% refirió tener una mejoría significativa en algunos síntomas y mejoró la calidad de vida, obteniendo un puntaje que indicó a la enfermedad como en remisión. Al inicio del estudio, el 37.5% de los sujetos presentaba como principal síntoma la diarrea frecuente y un 37.5% presentaba estreñimiento. Al finalizar el tratamiento, el porcentaje disminuyó y sólo el 25% refirió continuar con diarrea de manera persistente y otro 25% refirió el estreñimiento como síntoma más frecuente.

Tabla 4.9 Puntaje obtenido de acuerdo a Cuestionario IBSSS* de la población general

Número de participante	*Antes*	*Interpretación****	*Después*	*Interpretación****	*P-Value*
1	100	Leve	60	En remisión	
2	130	Leve	100	Leve	
3	80	Leve	50	Leve	
4	90	Leve	50	En remisión	0.113**
5	75	Leve	25	En remisión	
6	215	Moderado	130	Leve	
7	230	Moderado	150	Leve	
8	80	Leve	70	En remisión	

*La sintomatología es descrita de manera subjetiva
**No hubo cambios significativos: T-student
***Los valores de referencia son: ≤75 sin enfermedad o en remisión; ≥75-175 leve; >175-300 moderada; >300 grave.

Tabla 4.10 Puntaje obtenido de acuerdo a Cuestionario IBSSS de los sujetos que fueron intervenidos con la bebida simbiótica

Núm. De participante	*Antes*	*Interpretación**	*Después*	*Interpretación**	*P-Value*
2	130	Leve	100	Leve	
3	80	Leve	50	Leve	
5	75	Leve	25	En remisión	0.204
6	215	Moderado	130	En remisión	
7	230	Moderado	150	Leve	
8	80	Leve	70	En remisión	

*Los valores de referencia son: ≤75 sin enfermedad o en remisión; ≥75-175 leve; >175-300 moderada; >300 grave.

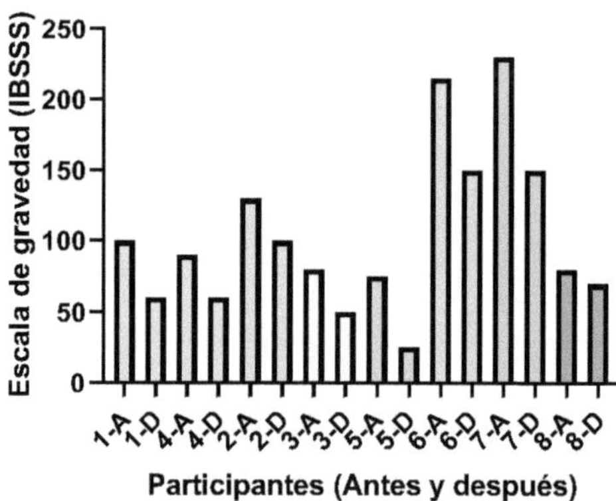

Figura 4.12 Escala de gravedad de la sintomatología en el SII (IBSSS). Se muestran los puntajes de todos los participantes antes y después del tratamiento siendo A: antes del tratamiento y D: después del tratamiento. Los sujetos 1 y 4 fueron quienes tomaron la bebida placebo (p 0.030). Los sujetos 4 al 8 tomaron la bebida simbiótica (p0.204).

Con respecto al análisis estadístico, con el puntaje del cuestionario IBSSS, se identificó que no hubo cambios significativos en esta escala obteniendo un valor *p0.113* por distribución t de Student tomando en cuenta a la población general.

4.4 ANÁLISIS DE LA MICROBIOTA INTESTINAL

4.4.1 Fase 3. Análisis de la microbiota intestinal

4.4.1.1 Extracción de ADN bacteriano antes y después de la intervención

Una vez obtenidas y separadas las muestras en tubos de micro centrífuga con 150 µg de heces fecales cada uno, se extrajo el ADN bacteriano utilizando el Quick-DNA™ Fecal/Soil Microbe Miniprep Kit siguiendo la metodología antes planteada. Por cada uno de los sujetos se separaron 5 tubos de microcentrífuga con las muestras que entregaron antes y otros 5 tubos con la muestra que entregaron después del tratamiento. Cada tubo fue etiquetado correctamente con la clave del sujeto y con la fecha de extracción. El ADN obtenido fue conservado a -20 °C para evitar su desnaturalización hasta que fue manipulado posteriormente.

4.4.1.2 Determinación de la concentración de ácidos nucleicos (ADN)

Las concentraciones resultantes de las mediciones realizadas por el espectrofotómetro para posteriormente realizar la PCR en tiempo real y determinar el volumen final, fueron las siguientes:

Tabla 4.10 *Bacteroidetes* antes del tratamiento: concentraciones de ADN (ng/μl) obtenidas mediante espectrofotómetro, así como la dilución que se realizó para poder realizar la qPCR en tiempo real

Clave de la muestra PCR	*[ADN] NanoDrop 2000 ng/μl*	*Dilución*	*ADN diluido para PCR* μl*
A1	11.4	1:100(1μl+99μl)	4.03
A2	24.8	1:100(1μl+99μl)	8.77
A3	66.6	1:100(1μl+99μl)	1.5
A4	80	1:100(1μl+99μl)	1.25
A5	34.9	1:100(1μl+99μl)	3.45
A6	25.3	1:100(1μl+99μl)	3.95
A7	194.4	1:100(1μl+99μl)	2.29
A8	24.3	1:100(1μl+99μl)	4.12

*Cantidad de ADN diluido que se utilizó para el cálculo del volumen final para PCR en tiempo real

Tabla 4.11 *Firmicutes* antes del tratamiento: concentraciones de ADN (ng/μl) obtenidas mediante espectrofotómetro, así como la dilución que se realizó para poder realizar la qPCR en tiempo real.

Clave de la muestra PCR	*[ADN] NanoDrop 2000 ng/μl*	*Dilución*	*ADN diluido para PCR* μl*
B1	11.4	1:100(1μl+99μl)	4.03
B2	24.8	1:100(1μl+99μl)	8.5
B3	66.6	1:100(1μl+99μl)	1.5
B4	80	1:100(1μl+99μl)	1.25
B5	34.9	1:100(1μl+99μl)	3.45

B6	25.3	1:100(1µl+99µl)	3.95
B7	43.7	1:100(1µl+99µl)	2.29
B8	24.3	1:100(1µl+99µl)	4.12

*Cantidad de ADN diluido que se utilizó para el cálculo del volumen final para PCR en tiempo real

Tabla 4.12 *Bacteoidetes* después del tratamiento: concentraciones de ADN (ng/µl) obtenidas mediante espectrofotómetro, así como la dilución que se realizó para poder realizar la qPCR en tiempo real

Clave de la muestra PCR	*[ADN] NanoDrop 2000 ng/µl*	*Dilución*	*ADN diluido para PCR* µl *
C1	71.1	1:100(1µl+99µl)	1.41
C2	863.2	1:1000(1µl+999µl)	1.16
C3	104.7	1:1000(1µl+999µl)	9.55
C4	19.2	1:100(1µl+99µl)	5.21
C5	21.9	1:100(1µl+99µl)	4.57
C6	69.6	1:100(1µl+99µl)	1.44
C7	51.5	1:100(1µl+99µl)	1.94
C9	34.7	1:100(1µl+99µl)	2.88

*Cantidad de ADN diluido que se utilizó para el cálculo del volumen final para PCR en tiempo real

Tabla 4.13 *Firmicutes* después del tratamiento: concentraciones de ADN (ng/µl) obtenidas mediante espectrofotómetro, así como la dilución que se realizó para poder realizar la qPCR en tiempo real

Clave de la muestra PCR	**[ADN] NanoDrop 2000 ng/µl**	**Dilución**	**ADN diluido para PCR*** µl
D1	71.1	1:100(1µl+99µl)	1.41
D2	863.2	1:1000(1µl+999µl)	1.16
D3	104.7	1:1000(1µl+999µl)	9.55
D4	19.2	1:100(1µl+99µl)	5.21
D5	21.9	1:100(1µl+99µl)	4.57
D6	34.7	1:100(1µl+99µl)	2.88
D7	51.5	1:100(1µl+99µl)	1.94
D9	69.6	1:100(1µl+99µl)	1.44

*Cantidad de ADN diluido que se utilizó para el cálculo del volumen final para PCR en tiempo real

4.4.1.3 Reacción en cadena de la polimerasa en tiempo real qPCR (cuantitativa)

Diversas estrategias se basan entre otros, en las diferencias de secuencia en el gen que codifica el ácido ribonucleico ribosómico *(ARNr) 16S*, que, debido a la alternancia de regiones conservadas y variables, con claras implicaciones filogenéticas, es especialmente útil para el estudio de la diversidad microbiana (Delgado, 2005). El análisis de la secuencia de fragmentos del gen *16S ARNr* de distintos grupos filogenéticos reveló un hecho adicional de gran importancia práctica: la presencia de una o más secuencias características que se denominan *oligonucleótidos firma*. Se trata de secuencias específicas cortas que aparecen en todos o en la mayor parte de los miembros de un determinado grupo filogenético, y nunca, o sólo raramente, están presentes en otros grupos, incluidos los más próximos. Por ello, los *oligonucleótidos firma* pueden utilizarse para ubicar a cada bacteria dentro de su propio grupo (Sánchez, 2012).

Se realizaron las qPCR en tiempo real utilizando *oligonucleótidos firma* (primers) específicos para los filos *Bacteroidetes* y *Firmicutes* (Tabla 3.2) y se utilizaron las curvas de calibración de Alvarado (2018) *(Figura 4.12 y 4.13)*, quien las realizó con diluciones crecientes de ADN desde 1.0E+05 de una cepa patrón conocida. Se corrieron las 24 muestras (cada uno de los 8 sujetos por triplicado) sobre las

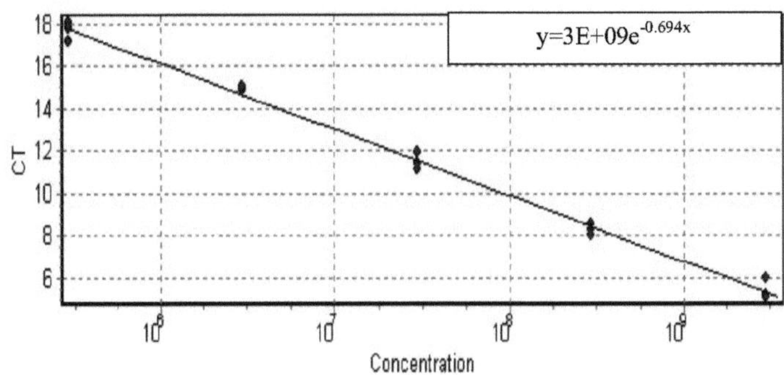

Figura 4.13 Curva de calibración de Firmicutes (Alvarado, 2018).

muestras del antes del tratamiento y 24 muestras del después del tratamiento. A continuación, se muestra cada una de las qPCR en tiempo real realizadas para *Bacteroidetes* (Figura 4.14 y 4.16) *Firmicutes* (Figura 4.15 y 4.17) y las curvas de calibración (Figura 4.13 y 4.14).

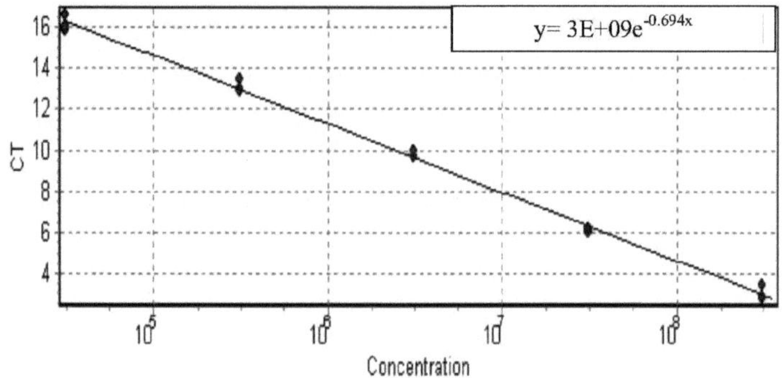

Figura 4.14 Curva de calibración para Bacteroidetes (Alvarado, 2018).

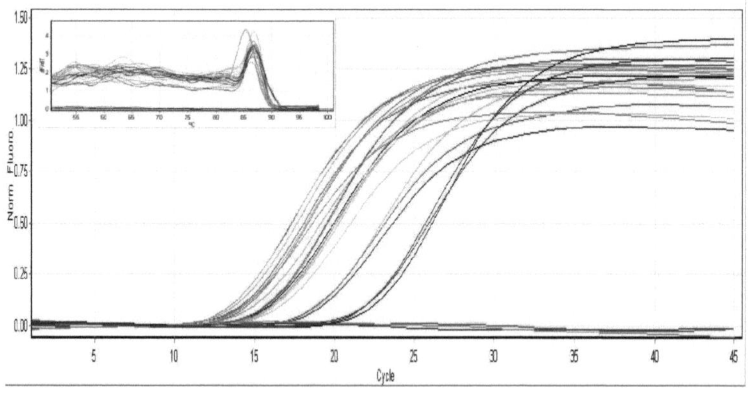

Figura 4.15 Antes del tratamiento Bacteroidetes de los 8 sujetos de estudio (p0.285).

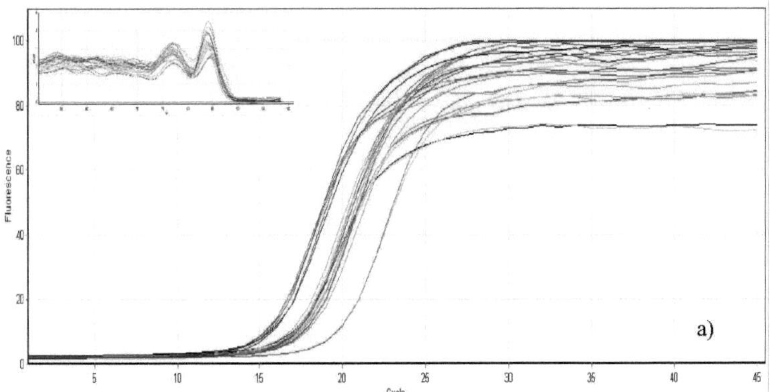

Figura 4.16 Antes del tratamiento Firmicutes de los 8 sujetos de estudio.

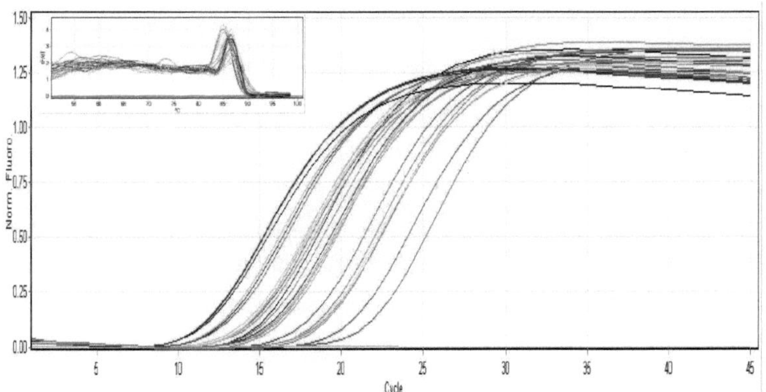

Figura 4.17 Después del tratamiento Bacteroidetes de los 8 sujetos de estudio.

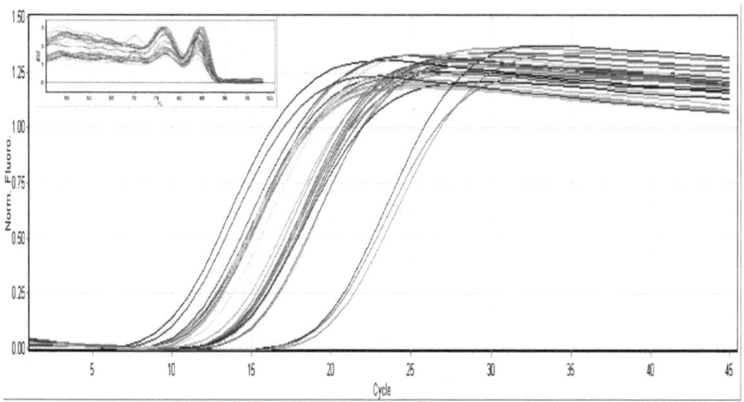

Figura 4.18 Después del tratamiento Firmicutes de los 8 sujetos de estudio.

Todas las diluciones se realizaron por triplicado para reducir el grado de error. Los resultados de cuantificación para cada uno de los grupos de la microbiota intestinal se realizaron extrapolando el valor de cada una de las reacciones sobre el CT (ciclo umbral) de la recta patrón. Al utilizarse el sistema de detección SYBR-Green se puede confirmar que la amplificación de la diana es específica, ya que cuando se obtienen productos inespecíficos diferentes al que se está buscando, se detectan varios picos con Tm y ABC diferentes y, además, la utilización del fluoróforo sirve para caracterizar el producto.

Una vez terminadas las qPCR, se logró conocer el número de copias del gen 16S RNA de los microorganismos estudiados para así conocer la cantidad presente de éste en cada muestra de los sujetos de estudio, lo que permitió analizar las variaciones de la microbiota intestinal mediante el análisis estadístico ANOVA, grupo Tukey y distribución T de Student. El análisis ANOVA arrojó que los sujetos de manera general, controles con la enfermedad con bebida placebo y sujetos enfermos con bebida simbiótica, presentaron cambios significativos en su microbiota intestinal de *p0.000* (Anexo VIII).

En cuanto a sólo en grupo de Bacteroidetes antes y después del tratamiento con sujetos que recibieron tratamiento, no hubo cambios significativos con una *p0.285* mediante T de Student (*Figura 4.19*). El grupo de *Firmicutes* antes y después del tratamiento con sujetos que recibieron el tratamiento, se obtuvo un valor *p0.342* por T de Student *(Figura 4.18)*, por lo cual tampoco se encuentran cambios significativos. Por otro lado, se analizaron los cambios de la microbiota intestinal de los sujetos que tomaron solamente la bebida placebo encontrando que en el grupo de Bacteroidetes hubo cambios con valor *p0.000 (Figura 4.20)* y en el grupo de *Firmicutes* con controles se encontró el valor *p0.000* con ANOVA (Figura 4.20).

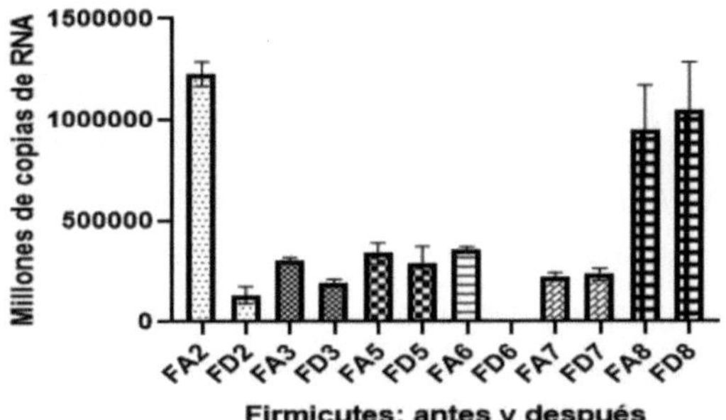

Figura 4.19 Análisis del grupo de Firmicutes en los sujetos que tomaron la bebida simbiótica. p0.342

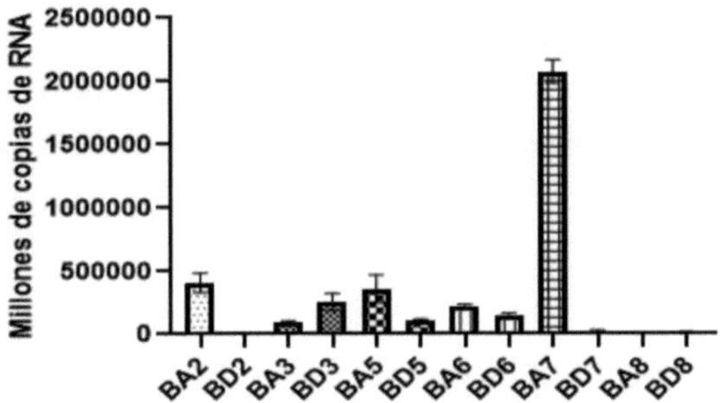

Figura 4.20 Análisis del grupo de Bacteroidetes en lo sujetos que tomaron la bebida simbiótica p 0.285

A continuación, se muestran las gráficas por cada uno de los sujetos de estudio, controles y sujetos del grupo de investigación, *Bacteroidetes* antes y después del tratamiento, así como *Firmicutes* antes y después del tratamiento. El sujeto con la clave número 1, quien recibió la bebida placebo manifestó cambios significativos *(p.000)* en cantidad de las bacterias, comenzó con una cantidad inferior de *Bacteroidetes* y *Firmicutes* de como finalizó el estudio (Figura 4.20 a). El sujeto número 4 quien también recibió bebida placebo aumentó la cantidad de *Bacteroidetes* y *Firmicutes* (*p0.000*). Ambos sujetos con bebida placebo comenzaron con la sub-clasificación del SII-NC y culminaron con la misma sub-clasificación. Los sujetos que tomaron la bebida simbiótica, 2,5 6 y 7, disminuyeron la cantidad de *Bacteroidetes* al finalizar el estudio, mostrando patrones distintos en cuanto a la cantidad de aumento y disminución de *Firmicutes.* El sujeto 2 comenzó el estudio con SII-D, observándose una disminución de los dos filos bacterianos; al terminar el tratamiento se observó un SII-NC con un aumento de ambos filos *(p 0.000).* El sujeto 3 comenzó con SII-M y concluyó con SII-D, observándose un aumento de *Bacteroidetes* y una disminución de *Firmicutes* (*p. 0.001*). El sujeto 5 comenzó con SII-NC y concluyó con SII-M, observándose una disminución de *Bacteroidetes* y *Firmicutes (p0.150).* El sujeto 6 comenzó con SII-D y concluyó de la misma manera, sólo expresó mejoría en los síntomas, observándose una disminución de *Bacteroidetes* y *Firmicutes (p0.000).* El sujeto 7 comenzó con SII-NC y concluyó con SII-M, observándose una disminución de *Bacteroidetes* y *Firmicutes (p0.000*). Finalmente, el sujeto 8 comenzó con SII-E y concluyó con SII-NC, observándose un aumento de *Bacteroidetes y Firmicutes (p 0.000).*

Tabla 4.14 Resultados de la PCR-RT antes de iniciar el tratamiento

Muestra	Método	Grupo de estudio	Hallazgos	Estudio relacionado
SII n= 6 Ctrls n= 2	qPCRen tiempo real del gen 16S rRNA (Heces fecales)	SII-E(a)	↓*Bacteroidetes* ↓ *Firmicutes*	Malinen *et al.*, 2005; Rajilic-Stojanovic, 2007
		SII-D(b)	↑ *Bacteroidetes* ↑ *Firmicutes*	Kroguis-Kurikka et al., 2009
		SII-M(c)	↓*Bacteroidetes* ↑ *Firmicutes*	Rajilic-Stojanovic, 2007
		SII-NC(d)*	↓*Bacteroidetes* ↓*Firmicutes*	Rajilic-Stojanovic et al., 2011

(a) Los estudios han demostrado que la microbiota de sujetos son SII-E sin intervención contienen mayor cantidad *de Lactobacillus y Firmicutes* específicos. (b) Se ha demostrado que sujetos con SII-D presentan aumento en cantidad de *Firmicutes* y disminución de *Bacteroidetes*. (c) Estudios han encontrado un aumento de algunos *Firmicutes específicos y disminución de otros Firmicutes, Bacteroidetes y Bifidobacteria. (d)* Estudios han encontrado una alteración de bacterias que consumen hidrógeno; inestabilidad de la microbiota, abundancia desviada de algunos Firmicutes en el SII de manera general, además de una disminución de *Bacteroidetes*. ** 2 sujetos con SII-NC presentaron estas características, otro sujeto tenía aumento de los dos filos y un sujeto tenía aumento de bacteroidetes y en menor cantidad los Firmicutes, los cuales no tuvieron cambios significativos al*

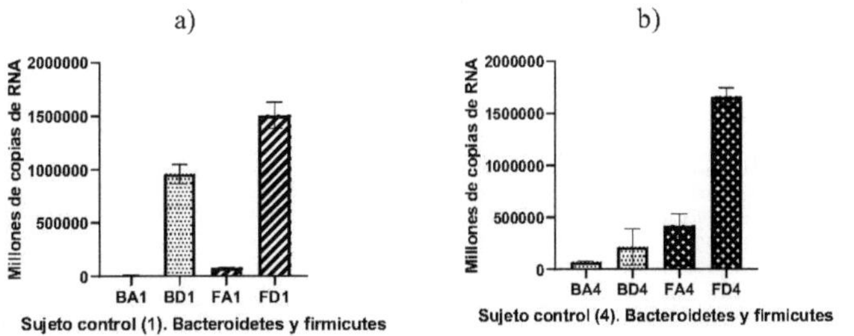

Figura 4.20 a) Sujeto control número 1. BA1: Bacteroidetes antes del tratamiento. BD1: Bacteroidetes después del tratamiento. FA1: Firmicutes antes del tratamiento. FD1: Firmicutes después del tratamiento (p0.000). b) Sujeto control número 4. BA4: Bacteroidetes antes del tratamiento. BD4: Bacteroidetes después del tratamiento. FA4: Firmicutes antes del tratamiento. FD4: Firmicutes después del tratamiento (p0.000).

terminar el tratamiento.

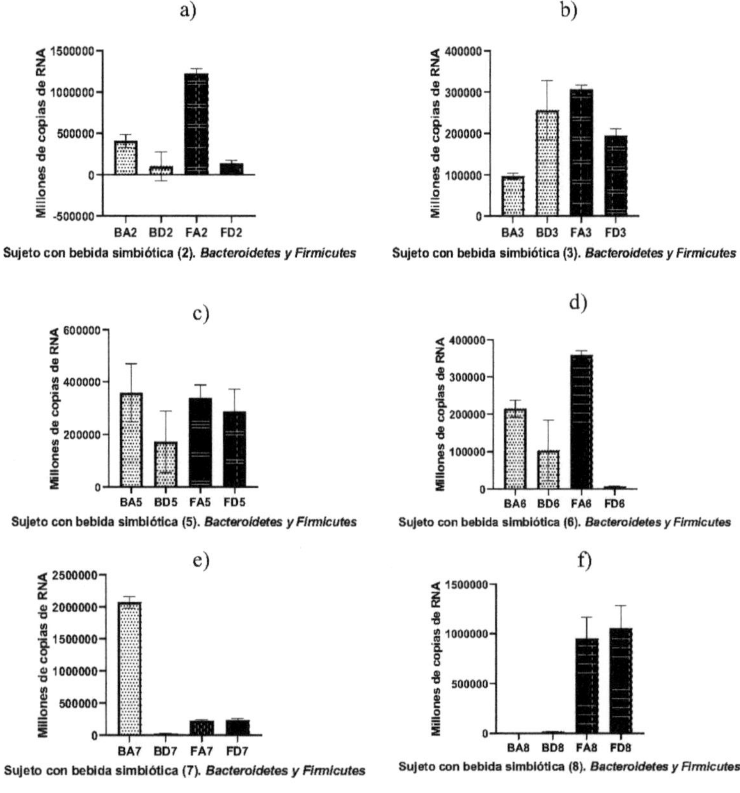

Figura 4.21 Los números indican la clave del sujeto con la que fue identificado. Los sujetos 2,3,5,6,7 y 8 tomaron la bebida simbiótica. BA: Bacteroidetes antes del tratamiento. BD: Bacteroidetes después del tratamiento. FA: Firmicutes antes del tratamiento. FD: Firmicutes después del tratamiento; ANOVA a) p0.000 b) p0.001 c) p0.150 d) p0.000 e) p0.000 f) p0.000.

4.5 DISCUSIÓN DE RESULTADOS

La elaboración de la bebida simbiótica tuvo sus bases en el proyecto de investigación de Flores y Acevedo (2017), quienes incursionaron probando las bacterias probióticas como *Bacillus tequilensis* y *Lactobacillus leichmannii* en una bebida a base de aguamiel con sabor a coco, escalándola a 4 litros como volumen final, lo cual sirvió para darle forma a esta investigación. Se retomó el uso del aguamiel como materia prima principal por su contenido prebiótico (inulina), relacionado fuertemente con la mejora de la disbiosis intestinal además de su relevancia al pertenecer a la tradición milenaria mexicana. La mayoría de las personas relaciona a las bebidas probióticas con los productos lácteos fermentados (Martínez, 2007) y no supone que puedan ser elaborados con otros insumos. El néctar del agave, conocido como *aguamiel,* es rico por sí mismo en vitaminas y minerales antes de llegar a la fermentación y puede ser una fuente de alimentación para la población tanto rural como urbana, especialmente la infantil (Novel, 2003; Ramírez, 2009; García y López, 2010; Medina, 2010). Además, si es adicionado con una o varias bacterias probióticas, aumenta su valor nutrimental y funcional para que contribuye con la dieta diaria mejorando las condiciones de salud de los individuos sanos o en ciertas patologías. Las cepas utilizadas fueron obtenidas del pulque del municipio de Nanacamilpa, Tlaxcala mediante técnicas microbiológicas y moleculares (Márquez, 2018), obteniendo una bebida de consistencia ligera, con un sabor dulce, agradable al paladar, logrando combinar tres especies de *Lactobacillus* con actividad probiótica, proporcionando mayor valor funcional con la cual se realizó la intervención en la patología particular, el Síndrome de intestino irritable, la cual tiene relación desde su fisiopatología hasta el desarrollo de está con la microbiota intestinal (García, 2015).

Con respecto a las variables cualitativas, la historia clínica y los cuestionarios de Roma IV e IBSSS arrojaron datos sobre la calidad de vida de las personas que padecen el SII. La mayoría de los sujetos de estudio no realizan actividad física de manera frecuente, lo cual impacta de manera negativa en cuanto al desarrollo de la patología. En el SII se describen diversas alteraciones en la composición taxonómica de la microbiota y en su composición funcional (Gut, 2013) y en las interacciones microbiota-huésped. Además, la alimentación juega un papel muy importante en la sintomatología precisamente por la composición de la microbiota. Uno de los principales hallazgos con respecto a este tema, es la alteración en el proceso de fermentación en el colon. Con respecto a esto, se ha descrito que las bacterias utilizan como sustrato para la mencionada, fermentación colónica, algunos hidratos de carbono de cadena corta que incluyen fructosa, lactosa, polioles, fructanos y galacto-oligosacáridos, de pobre absorción a los cuales se les ha denominado como FODMAPs, acrónimo de oligosacáridos, disacáridos, monosacáridos y polioles, los cuales, al ser fermentados, generan ácidos grasos de cadena corta (AGCC) como el ácido acético, butírico y propiónico. Algunos estudios han relacionado a los AGCC como los causantes de desencadenar contracciones motoras ileales y colónicas de gran amplitud y promueven hipersensibilidad visceral. En el SII, las poblaciones de bacterias productoras de AGCC están aumentadas, al igual que los niveles de éstos AGCC en heces fecales. Entre los ejemplos de este tipo de bacterias encontramos los productores de butirato como *Faecalibacterium* (*Phylo Firmicutes*), *Roseburia* o *Eubacterium.* Los Firmicutes fue un filo que resultó elevado en los sujetos de este estudio con diferentes sub-clasificaciones de SII. Paralelo a este suceso, la disbiosis también incluye de manera general, el aumento de microorganismos que producen lipopolisacáridos (LPS) como las bacterias Gram negativas, la cual es una endotoxina que está relacionada a la inflamación, así como microorganismos aerobios resistentes al oxígeno, lo cual les permite aproximarse y dañar las células epiteliales que recubren la mucosa intestinal (Hurtado, *et al.,* 2010). Por lo tanto, estudios sugieren entonces, una dieta pobre en FODMAP para disminuir la gravedad y frecuencia de la sintomatología.

Estudios han revelado que la microbiota fecal de los pacientes con Síndrome de intestino irritable difiere de controles sanos, aunque no hay una distribución definida concretamente (Labus, 2017). El sobrecrecimiento bacteriano intestinal (SBI) está presente entre el 4%, y hasta el 54% de los casos de SII. Sin embargo, las grandes diferencias entre los estudios, carencias metodológicas, como la falta de estandarización, la pobre sensibilidad y especificidad del test de aliento y la presencia de factores de confusión como intervenciones dietéticas, uso de medicamentos concomitantes, y el hecho de que la mayoría de la microbiota no puede ser cultivada, hacen que la importancia del SBI en SII permanezca poco clara, cuestionando así la conveniencia de buscar SBI de forma sistemática. Disminuyendo el punto de corte hasta (>10^3 UFC/ml), la tasa de SBI en SII se describe entre el 30% y 40%, y más alta que en controles sanos (Tojo *et al.,* 2015).

Recientes estudios microbiológicos, mediante técnicas moleculares, han demostrado alteraciones cuantitativas en grupos bacterianos específicos, aunque con resultados inconsistentes, y en ocasiones contradictorios. A pesar de lo anterior, en SII se describe, de forma consistente una diversidad filogenética reducida, inestabilidad temporal y diferencias en la microbiota asociada a mucosa respecto a controles sanos, con incremento en *Bacteroides* y Clostridia y reducción en *Bifidobacterias.* Estudios de intervención apoyan el concepto microbiano en el SII, al mostrar los efectos benéficos de tratamiento dirigidos a la microbiota intestinal, como prebióticos, probióticos, antibióticos específicos e intervenciones dietéticas. A continuación, se presentan los estudios que dan una caracterización a la microbiota en el Síndrome de intestino irritable (Tabla 4.14).

De acuerdo a la revisión de los estudios que han caracterizado la microbiota intestinal, ya sea a partir de muestras de heces fecales o de mucosa intestinal, se pudieron observar algunos datos similares como la relación que consiste en menos *Bacteroidetes* y más *Firmicutes,* observada en sujetos con SII-E de acuerdo a Malinen et al., 2005; Rajilic-Stojanovic, 2007. Por otro lado, Rajilic-Stojanovic, 2007 determinó aumento de *Proteobacteria* y algunos Firmicutes específicos y disminución de otros *Firmicutes, Bacteroidetes* y *Bifidobacteria*, resultado parecido al encontrado en los sujetos con SII-M antes de recibir el tratamiento con la bebida simbiótica. En el caso de SII-D, se ha demostrado que sujetos con esta sub-clasificación presentan aumento en cantidad de *Firmicutes* y disminución de *Bacteroidetes;* sin embargo, en esta investigación se observó un aumento de ambos filos, pudiendo intervenir diversos factores como la alimentación y la actividad física, además cabe destacar que hay estudios en el que el alcance ha sido mayor determinando que especies dentro del filo de los Firmicutes se elevan o disminuyen específicamente, algo importante para ser considerado en investigaciones futuras en estudiantes mexicanos. Finalmente, en el caso particular de los sujetos categorizados como SII-NC debido a las variaciones de sus hábitos intestinales imposibles de encasillar en una categoría, el resultado obtenido posterior a la RT-PCR fue variado, aunque no muy alejado de lo reportado por los artículos que han caracterizado la microbiota intestinal de personas que padecen el SII, por lo cual se encontró que el 50% de los sujetos en esta clasificación mostraban una disminución de *Bacteroidetes y Firmicutes* de igual forma antes de la intervención, resultado encontrado también por Rajilic-Stojanovic *et al.,* 2011; por otro lado, el 25% de los sujetos mostró que tenía mayor cantidad de los filos estudiados antes de la intervención, sucediendo el efecto contrario al finalizar el tratamiento, ya que disminuyeron la cantidad de ambos filos; por último, un 25% de los sujetos con SII-NC, presentó una cantidad superior de *Bacteroidetes* a comparación de la cantidad con la cual finalizó la intervención, no mostrando cambios significativos en los *Firmicutes* antes y después del tratamiento.

Tabla 4.15 Revisión de cultivos y técnicas moleculares sobre la microbiota intestinal en SII

Autor	*n*	*Método*	*Grupo de estudio*	*Principal descrubrimiento*	*País*
Balsari *et al.*,1982	SII n=20 Ctrls n=20	Cultivo (heces fecales)	SII	↓Coliformes ↓*Lactobacillus spp.* ↓*Bifidobacterium spp.*	Italia
Si *et al.*, 2004	SII n=25 Ctrls n=25	Cultivo (Heces fecales)	SII	↓*Bifidobacterium* ↑*Enterobacteriaceae* ↓*C perfringens*	China
Malinen *et al.*, 2005	SII n= 27 Ctrls n=22	qPCR (Heces fecales)	SII SII-D SII-E	↓ *B catenulatum* ↓*Clostridia coccoides group* ↓*Lactobacillus spp.* ↑*Veillonella spp.* ↑*Lactobacillus spp.*	Finlandia
Rajilic-Stojanovic, 2007	SII n=20 Ctrls n=20	Microarreglos (Heces fecales)	SII	↑*Proteobacteria y Firmicutes específicos* ↓*Otros firmicutes, Bacteroidetes y Bifidobacteria*	Finlandia
Kroguis-Kurikka et al., 2009	SII n=10 Ctrls n=23	Heces fecales GC-profiling + secuenciaón del gen 16S rRNA	SII-D	↑*Proteobacteria* ↑*Firmicutes* ↓*Actinobacteria* ↓*Bacteroidetes*	Finlandia
Rajilic-Stojanovic et al., 2011	SII n=62 Ctrls n=42	Heces fecales Phylogenetic 16S rRNA microarray and qPCR	SII	↑*Proteobacteria y Firmicutes específicos* ↓ *Otros Firmicutes, Bacteroidetes y Bifidobacteria*	Finlandia
	SII-D n=16 Ctrls n=21	Heces y mucosa intestinal T-RFLP fingerprinting of 16S rRNA-PCR			
Zhuang X, Xiong L, Li L, *et al.*, 2015		No disponible		↓*Bifidibacteria y Lactobaccillus* ↑*E.coli y Enterobacterium, sin diferencias significativas en bacteroides.*	China
Sebastián-Domingo et al., 2017		No disponible		↓*Bifidobacterias* ↑*Bacteroides*	España

4.6 CONCLUSIONES

Este estudio contribuyó de cierta forma, a buscar nuevos tipos de productos probióticos, no sólo a base de lácteos, que puedan tener características funcionales que eviten el deterioro alimentario de la población mexicana y que puedan ser un factor de prevención y tratamiento de ciertas enfermedades, en ese caso, el Síndrome de intestino irritable.

A pesar de que no está clara la estrategia de tratamiento óptima, hay estudios que mencionan una mejoría moderada del dolor abdominal en niños y adultos con la probiótico-terapia. En adultos, en vista de la evidencia actual, el beneficio parece mayor con los géneros *Bifidobacterium y Lactobacillus*, ya sea en formulación única o en combinación de cepas. Hay una serie de consideraciones adicionales pendientes de ser evaluadas y definidas, como la mejor dosificación y duración de tratamiento, guiando la elección entre tratamiento continuo de mantenimiento, o a demanda, el coste-efectividad, determinando si se complementa con un régimen de alimentación y los perfiles de seguridad. La investigación actual se centró en evaluar el efecto de las cepas probióticas obtenidas del pulque, una bebida mexicana milenaria, las cuales fueron *L. plantarum, L. paracasei* y *L. brevis*, sobre pacientes sub-clasificados según los criterios Roma IV y el cuestionario de gravedad del SII (IBSSS), mostrando mejoría de la sintomatología, principalmente en el cambio del aspecto y frecuencia de las deposiciones. Mientras las investigaciones actuales se centran en encontrar la mejor cepa(s) con características probiótica(s) que mejore de manera drástica la sintomatología del SII, en el presente estudio se pudieron constatar cambios significativos en la composición de dos filos, *Bacteroidetes* y *Firmicutes*, cambiando la distribución de acuerdo a la sub-clasificación del SII de cada persona. Para futuras investigaciones, se sugiere intervenir a los sujetos de una misma sub-clasificación, así como tomar en cuenta datos antropométricos, dietéticos y bioquímicos-inmunológicos; además, estudios recientes han ido más allá de los filos, analizando la presencia de ciertas especies de manera específica como en el caso de los Firmicutes.

REFERENCIAS

1. DuPont H.L. (2014): Review article: evidence for the role of gut microbiota in irritable bowel syndrome and its potential influence on therapeutic targets. *Aliment Pharmacol Ther*; 39: 1033–1042.
2. de Vos WM, de Vos EA (2012): Role of the intestinal microbiome in health and disease: From correlation to causation. Nutr Rev 70(suppl 1): S45–S56.
3. Lozupone CA, Stombaugh JI, Gordon JI, Jansson JK, Knight R (2012): Diversity, stability and resilience of the human gut microbiota. Nature 489:220–230.
4. Maneesh D, Higgins PD, Middha S, Rioux KP (2012): The human gut microbiome: Current knowledge, challenges, and future directions. Transl Res 160:246–257.
5. O'Toole PW (2012): Changes in the intestinal microbiota from adulthood through to old age. Clin Microbiol Infect 18(suppl 4):44–46.
6. Grenham S, Clarke G, Cryan J, Dinan TG (2011): Brain-gut-microbe communication in health and disease. Front Physiol 2:94.
7. Relman DA (2012): The human microbiome: Ecosystem resilience and health. Nutr Rev 70(suppl 1): S2–S9.
8. Heijtz RD, Wang S, Anuar F, Qian Y, Bjorkholm B, Samuelsson A, et al. (2011): Normal gut microbiota modulates brain development and behavior. Proc Natl Acad Sci U S A 108:3047–3052.
9. Claesson MJ, Jeffery IB, Conde S, Power SE, O'Connor EM, Cusack S, et al. (2012): Gut microbiota composition correlates with diet and health in the elderly. Nature 488:178–184.
10. Cryan JF, O'Mahony SM (2011): The microbiome-gut-brain axis: From bowel to behavior. Neurogastroenterol Motil 23:187–192.

11. Clarke G, Quigley EM, Cryan JF, Dinan TG (2009): Irritable bowel syndrome: Towards biomarker identification. Trends Mol Med 15: 478–489.
12. O'Mahony L, McCarthy J, Kelly P, Hurley G, Luo F, Chen K, et al. (2005): Lactobacillus and bifidobacterium in irritable bowel syndrome: Symp- tom responses and relationship to cytokine profiles. Gastroenterology 128:541–551.
13. Dapoigny M, Piche T, Ducrotte P, Lunaud B, Cardot JM, Bernalier- Donadille A (2012): Efficacy and safety profile of LCR35 complete freeze-dried culture in irritable bowel syndrome: A randomized, double-blind study. World J Gastroenterol 18:2067–2075.
14. Drossman DA, Thompson WG. The irritable bowel syndrome: review and a graduated multicomponent treatment approach. Ann Intern Med. 1992;116:1009-16.
15. Turnbaugh PJ, Ridaura VK, Faith JJ, Rey FE, Knight R, Gordon JI (2009): The effect of diet on the human gut microbiome: A metagenomic analysis in humanized gnotobiotic mice. Sci Transl Med 1:6ra14.
16. Gibson PR, Shepherd SJ. Evidence-based dietary management of functional gastrointestinal symptoms: The FODMAP approach. J Gastroenterol Hepatol. 2010 Feb;25(2):252-8
17. Halmos EP, Power VA, Shepherd SJ, Gibson PR, Muir JG. A diet low in FODMAP reduces symptoms of irritable bowel disease. Gastroenterology. 2014 Jan;146(1):67-75
18. Fedewa A, Rao SS. Dietary fructose intolerance. Fructan Intolerance and FODMAPS. Curr Gastroenterol Rep. 2014 Jan;16(1):370
19. Staudacher HM, Lomer MCE, Anderson JL et al. Fermentable carbohydrate restriction impacts on luminal bifidobacteria and gastrointestinal symptoms in a randomized controlled trial of patients with irritable bowel syndrome . J Nutr 2012 ; 142 : 1510 – 18.
20. Chumpitazi BP, et al. Randomised clinical trial: gut microbiome biomarkers are associated with clinical response to a low FODMAP diet in children with

the irritable bowel síndrome. Aliment Pharmacol Ther 2015;42:418-29.

21. Pueyo B, Mach N. Disbiosis intestinal en enfermos de Crohn pediátrico. *Nutr Hosp* 2013; 28 (6): 1820-8.

22. Sociedad Española de Probióticos y Prebióticos. http://www. sepyp.es/es/wiki. Último acceso el 09 de enero de 2014.

23. Koyama T, Kirjavainen PV, Fisher C, Anukam K, Summers K, Hekmat S, Reid G. Development and pilot evaluation of a novel probiotic mixture for the management of seasonal allergic rhinitis. *Can J Microbiol* 2010; 56: 730-8.

24. Aranceta J, Serra L, Requejo AM, Mateos JA, Marcos A, Ortega RM, eds. Alimentos funcionales. Probióticos. Editorial: Panamericana. Madrid, 2002.

25. Suarez JE. Microbiota autóctona, probióticos y prebióticos. *Nutr Hosp* 2013; 28 (Suppl. 1): 38-41.

26. Guarner F. Role of intestinal flora in health and disease. *Nutr Hosp* 2007; 22 (Suppl. 2): 14-9.

27. Moreno LA, Cervera P, Ortega RM et al. Evidencia científica sobre el papel del yogur y otras leches fermentadas. *Nutr Hosp* 2013; 28: 2039-89.

28. S. Bengmark y Gil A. Control bioecológico y nutricional de la enfermedad: prebióticos, probióticos y simbióticos. *Nutr Hosp* 2006; 21 (Suppl. 2): 73-86.

29. Bukowska H, Pieczul-Mróz J, Jastrzebska M, Chelstowski K, Naruszewicz M. Decrease in fibrinogen and LDL-cholesterol levels upon supplementation of diet with Lactobacillus plan- tarum in subjects with moderately elevated colesterol. *Atheros- clerosis* 1998; 137: 437-8.

30. Naruszewicz M, Johansson ML, Zapolska-Downar D, Bukowska H. Effect of L.plantarum 299v on cardiovascular disease risk factors in smokers. *Am J Clin Nutr* 2002; 76: 1249-

31. Bruzzese E, Raia V , Spagnuolo MI, V olpicelli M, De Marco G, Maiuri L, Guarino A. Effect of Lactobacillus GG supplementa- tion on pulmonary exacerbations in patients with cystic fibro- sis: a pilot study. *Clin Nutr* 2007; 26: 322-8.

32. Arroyo R, Martin V, Maldonado A, Jimenez E, Fernandez L, Rodriguez JM.

Treatment of infectious mastitis during lacta- tion: antibiotics versus oral administration of Lactobacilli isolated from breast milk. *Clin Infect Dis* 2010; 50 (12): 1551-8.

33. Pineda Mde L, Thompson SF, Summers K, de Leon F, Pope J, Reid G. A randomized, double-blinded, placebo-controlled pilot study of probiotics in active rheumatoid arthritis. *Med Sci Monit* 2011; 17 (6): CR347-54.
34. Spanhaak S, Havenaar R, Schaafsma G. The effect of consumption of milk fermented by Lactobacillus casei strain Shirota on the intestinal microflora and immune parameters in humans. Eur J Clin Nutr 1998; 52:899–907.
35. Koebnick C, Wagner I, Leitzmann P, Stern U, Zunft HJ. Probiotic beverage containing Lactobacillus casei Shirota improves gastrointestinal symptoms in patients with chronic constipation. Can J Gastroenterol 2003; 17:655–659.
36. Simrén M, Barbara G, Flint HJ, et al. Intestinal microbiota in functional bowel disorders: A Rome foundation report. Gut 2013;62(1):159-76. DOI: 10.1136/gutjnl-2012-302167
37. Distrutti E, Monaldi L, Ricci P, et al. Gut microbiota role in irritable bowel syndrome: New therapeutic strategies. World J Gastroenterol 2016 21;22(7):2219-41.
38. Zhuang X, Xiong L, Li L, et al. Alterations of gut microbiota in patients with irritable bowel syndrome: A systematic review and meta-analysis. J Gastroenterol Hepatol 2017;32(1):28-38. DOI: 10.1111/jgh.13471
39. Lower level of bacteroides in the gut microbiota is associated with inflammatory bowel disease: A meta-analysis. Biomed Res Int 2016;2016:5828959. DOI: 10.1155/2016/5828959
40. Nagao-Kitamoto H, Shreiner AB, Gillilland MG 3rd, et al. Functional characterization of inflammatory bowel disease-associated gut dysbiosis in gnotobiotic mice. Cell Mol Gastroenterol Hepatol 2016;2(4):468-81. DOI: 10.1016/j.jcmgh.2016.02.003
41. Rhee SH, Pothoulakis C, Mayer EA. Principles and clinical implications of the brain-gut-enteric microbiota axis. Nat Rev Gastroenterol Hepatol 2009;6(5):306-14. DOI: 10.1038/nrgastro.2009.35

42. Aziz Q, Doré J, Emmanuel A, et al. Gut microbiota and gastrointestinal health: Current concepts and future directions. Neurogastroenterol Motil 2013;25(1):4-15. DOI: 10.1111/nmo.12046
43. Chichlowski M, Rudolph C. Visceral pain and gastrointestinal microbiome. J Neurogastroenterol Motil 2015 30;21(2):172-81. DOI: 10.5056/jnm15025
44. Janssen AW, Kersten S. The role of the gut microbiota in metabolic health. FASEB J 2015;29(8):3111-23. DOI: 10.1096/fj.14-269514
45. Rajilic-Stojanovic M. Diversity of the Human Gastrointestinal Microbiota: Novel Perspectives from High Throughput Analyses. Wageningen, The Netherlands: Wageningen University, 2007
46. De Filippo C, Cavalieri D, Di Paola M, et al. Impact of diet in shaping gut microbiota revealed by a comparative study in children from Europe and rural Africa. Proc Natl Acad Sci U S A 2010;107:14691–6
47. Costabile A, Klinder A, Fava F, et al. Whole-grain wheat breakfast cereal has a prebiotic effect on the human gut microbiota: a double-blind, placebo-controlled, crossover study. Br J Nutr 2008;99:110–20
48. Walker AW, Ince J, Duncan SH, et al. Dominant and diet-responsive groups of bacteria within the human colonic microbiota. ISME J 2011;5:220–30
49. Si JM, Yu YC, Fan YJ, et al. Intestinal microecology and quality of life in irritable bowel syndrome patients. World J Gastroenterol 2004;10:1802–5
50. Malinen E, Rinttila T, Kajander K, et al. Analysis of the fecal microbiota of irritable bowel syndrome patients and healthy controls with real-time PCR. Am J Gastroenterol 2005;100:373–82
51. Matto J, Maunuksela L, Kajander K, et al. Composition and temporal stability of gastrointestinal microbiota in irritable bowel syndrome–a longitudinal study in IBS and control subjects. FEMS Immunol Med Microbiol 2005;43:213–22
52. Kassinen A, Krogius-Kurikka L, Makivuokko H, et al. The fecal microbiota of irritable bowel syndrome patients differs significantly from that of healthy subjects. Gastroenterology 2007;133:24–33

ÍNDICE DE TABLAS

ÍNDICE DE FIGURAS

ANEXOS

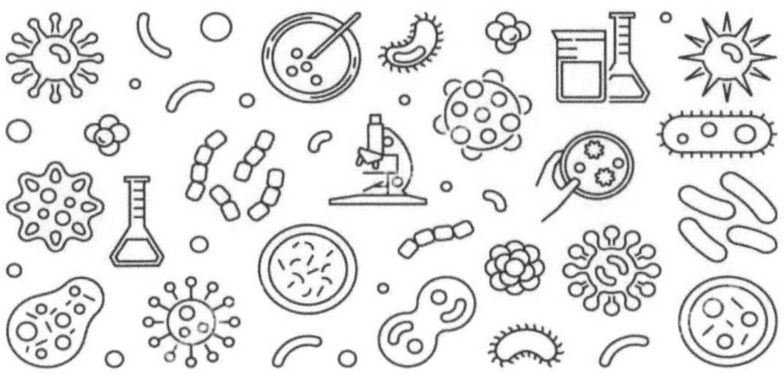

Anexo I. Cuestionario Roma IV y escala de Bristol

Proyecto de investigación: Evaluación de la composición de la microbiota intestinal posterior al consumo de una bebida "simbiótica" en estudiantes mexicanos con síndrome de intestino irritable

Gallegos Orozco Sara Paulina, Márquez Morales Laura, Pérez Armendáriz Beatriz

sarapaulina.gallegos@upaep.edu.mx, laura.morales@upaep.mx

Nombre: ______________________ **Edad:** ____ **Sexo:** ____ **Fecha:** ____________

E-mail: ________________ **Tel. de contacto:** ____________ **Ocupación:** __________

Criterios diagnósticos ROMA IV específico para Síndrome de intestino irritable

I. Indicaciones: Señale con una X las situaciones con las cuales se identifique:

NOTA: Los síntomas deben ocurrir al menos 6 meses antes del diagnóstico y estar presentes durante los últimos 3 meses.

1. Dolor abdominal recurrente, al menos un día por semana (en promedio) en los últimos 3 meses. Sí No
2. Además, presenta alguno de los siguientes síntomas en los últimos 3 meses al menos un día por semana:
   a) Mejoría de los síntomas (dolor abdominal) al defecar Sí No
   b) Presenta cambio en la frecuencia de las heces. Sí No
   c) Presenta un cambio en la forma (aspecto) de las heces. Sí No

II. Indicaciones: Marque con una X la figura que represente el aspecto y la frecuencia de las heces (en promedio) en los últimos 3 meses:

Escala de Bristol		10%	>25	>50	NA
TIPO 1	Trozos duros separados, que pasan con dificultad.				
TIPO 2	Como una salchicha compuesta de fragmentos.				
TIPO 3	Con forma de morcilla con grietas en la superficie.				
TIPO 4	Como una salchicha o serpiente, lisa y blanda.				
TIPO 5	Trozos de masa pastosa con bordes definidos.				
TIPO 6	Fragmentos pastosos, con bordes irregulares.				
TIPO 7	Acuosa, sin pedazos sólidos, totalmente liquida.				

III. Indicaciones: Señale con una X la respuesta que corresponda a la situación actual que presenta:

_____ Edad mayor o igual a 50 años
_____ Sangre en las materias fecales
_____ Adelgazamiento involuntario
_____ Pérdida de apetito
_____ Síntomas nocturnos
_____ Fiebre relacionado con dolor abdominal
_____ Tumoración abdominal
_____ Ascitis

IV. Resultado (encuestador)

Positivo Negativo SII-E SII-D SII-M SII-M

Anexo II. Cuestionario IBSSS

Cuestionario de gravedad de síntomas específico para síndrome del intestino irritable (IBSSS)

I. Indicaciones: Responda las siguientes preguntas de acuerdo a las situaciones con las cuales se identifique.

Sí No

1. ¿Sufre frecuentemente dolor abdominal (dolor de barriga)?

% a) En la siguiente escala, asigne un porcentaje y señale ¿qué tan grave es su dolor abdominal?

0% Sin dolor — No grave — Algo grave — Grave — 100% Muy grave

% b) En 10 días ¿cuántos días tiene dolor? Por ejemplo, si anota 4 quiere decir que tiene dolor 4 de 10 días. Si tiene dolor todos los días anote 10.

Sí %

2. ¿Sufre frecuentemente distensión abdominal?

a) Si su respuesta es Sí, asigne un porcentaje y señale ¿qué tan grave es su distensión abdominal?

0% Sin distensión — No grave — Algo grave — Grave — 100% Muy grave

1. ¿Está satisfecho con su hábito intestinal (digestión)? Asigne un porcentaje.

0% Insatisfecho — Satisfecho — 100% Muy satisfecho

Resultados (encuestador) %

Anexo III. Historia Clínica

Proyecto de investigación: Evaluación de la composición de la microbiota intestinal posterior al consumo de una bebida "sinbiótica" en estudiantes mexicanos con síndrome de intestino irritable

Gallegos Orozco Sara Paulina, Márquez Morales Laura, Pérez Armendáriz Beatriz

sarapaulina.gallegos@upaep.edu.mx, laura.morales@upaep.mx

Historia clínica

Ficha de identificación

Nombre completo: ______________________________________**Edad:** ____ **Sexo:** __________

Fecha: _______________**E-mail:** _____________________ **Tel. de contacto:** _________________
Ocupación: ____________ **Edo. Civil:** _____________ **Fecha de nacimiento:** ____________________

Antecedentes patológicos familiares

Enfermedad	**Familiar**	**Enfermedad**	**Familiar**	**Enfermedad**	**Familiar**
Obesidad		Cáncer		E. renal	
HTA		Dislipidemias		Depresión	
Diabetes		E. cardiovascular		Otros	

Antecedentes personales no patológicos

Alcohol Sí (__) No (__) **Drogas** Sí (__) No (__) **Zoonosis** Sí (__) No **Especificar:**
____

Fumar Sí (__) No (__) **Horas de sueño** ____________**Vegetariano** Sí (__) No (__)
Especificar: ___________

Antecedentes patológicos personales

Cirugías Sí (__) No (__) **¿Cuáles?**
____

Medicamentos actuales:
____

Intolerancia (alimentos): ______________________ **Alergias (alimentos/medicamentos):**
____

Pirosis Sí (___) No (___) **Mareos** Sí (___) No (___) **Hinchazón (S) Sí** (___) No (___) **Borborigmo** Sí (___) No (___)

Mucus en las heces Sí (___) No (___) **Dolor abdominal** Sí (___) No (___) Intermitente (___) Discontinuo (___)

Sangre en heces Sí (___) No (___) **Urgencia defecatoria** Sí (___) No (___)

Sensación de defecación incompleta Sí (___) No (___) **Otros** Sí (___) No (___)
____

Antecedentes psiquiátricos

Estrés Sí (___) No (___) **Ansiedad** Sí (___) No (___) **Depresión** Sí (___) No (___) **Otro:**
____

Medicamentos:
____
____

Historia dental

Dentadura completa Sí (___) No (___) **Caries** Sí (___) No (___) **Otros**:
____

Problemas de masticación y/o deglución Sí (___) No (___) **Fecha última revisión:**
____

Actividad física

Actividad/deporte: ___________________ **Horas a la semana:** ________ **¿Cuántos días a la semana?** ______

Duración (min/día): _______________

Nivel de actividad Física

1. **Muy sedentaria (_____)**

Actividades en posición sentada o de pie como pintar, manejar, planchar, cocinar, trabajo de oficina.

2. **Sedentaria (_____)**

Actividades de pie, en ambiente cerrado y templado a la intemperie sin mayor desgaste como caminata moderada, trabajos en restaurante, golf, tenis de mesa, cuidado de niños.

3. **Moderada (_____)**

Actividades al aire libre con constante desgaste como caminata intensa, llevar una carga, ciclismo,

Anexo V. Forma o carta de consentimiento informado

CONSENTIMIENTO INFORMADO PARA PARTICIPAR EN UN ESTUDIO DE INVESTIGACIÓN

Título del protocolo: Evaluación del impacto de los probióticos en la microbiota intestinal de estudiantes mexicanos con Síndrome de intestino irritable.

Investigadores: MS. Laura Márquez Morales, Dra. Beatriz Pérez Armendáriz, Dr. Elie Girgis El Kassis, Dr. Fidel Martínez Gutiérrez, LN. Sara Paulina Gallegos Orozco

Sede donde se realizará el estudio: Universidad Popular Autónoma del Estado de Puebla

Nombre del paciente: ____

A usted se le está invitando a participar en este estudio de investigación médica. Antes de decidir si participa o no, debe conocer y comprender cada uno de los siguientes apartados. Este proceso se conoce como consentimiento informado. Siéntase con absoluta libertad para preguntar sobre cualquier aspecto que le ayude a aclarar sus dudas al respecto.

Una vez que haya comprendido el estudio y si usted desea participar, entonces se le pedirá que firme esta forma de consentimiento, de la cual se le entregará una copia firmada y fechada.

JUSTIFICACIÓN DEL ESTUDIO.

El Síndrome de intestino irritable es el trastorno funcional gastrointestinal más común en el mundo y en México, el cual se presenta en todos los grupos de edad incluyendo niños y ancianos, resultando en algunos estudios predominante el sexo femenino y se presenta con mayor frecuencia en un nivel socioeconómico bajo. Se asocia a depresión, ansiedad, trastorno somatomorfo e ideación suicida, además a un menor desempeño laboral, teniendo un impacto económico negativo en el individuo, la sociedad y el Sistema de Salud. (IMSS, 2014). Las opciones de tratamiento para el SII son variadas e incluyen diferentes enfoques terapéuticos, con el desconocimiento de cuál de todas ellas es efectiva para las variedades sintomáticas que presenta esta enfermedad (Alvarado, *et al,* 2015).
En los últimos años se ha puesto atención a probióticos funcionales y alimentos prebióticos que actúan sobre el equilibrio de la microbiota intestinal pudiéndonos beneficiar de las potenciales aplicaciones en un gran número de problemas de salud (Lessa, *et al.,* 2015; Vergara *et al,* 2014). Actualmente se dispone de evidencia para la recomendación de determinadas cepas probióticas en gastroenterología, por ejemplo, en prevención y tratamiento de gastroenteritis aguda por rotavirus, reducción de la diarrea asociada a antibióticos, e intolerancia a la lactosa. (Vergara, *et al,* 2014) Por otro lado, con la evidencia disponible actualmente, es difícil obtener conclusiones sistemáticas sobre probiótico-terapia en SII, debido al uso de diferentes cepas y especies, preparaciones (únicas o en combinación), dosificación, y diseño de los ensayos clínicos. Además, faltan datos acerca de la eficacia a largo plazo. Por tanto, la evidencia disponible no es lo bastante robusta para determinar la recomendación de empleo sistemático en SII, siendo necesarios más estudios. Sin embargo, dado que la eficacia de las diversas opciones terapéuticas es limitada, es razonable la realización de un intento terapéutico en aquellos pacientes interesados en este abordaje. Hay una serie de consideraciones adicionales pendientes de ser evaluadas y definidas, como la mejor dosificación y duración de tratamiento, guiando la elección entre tratamiento continuo de mantenimiento, o a demanda, el coste-efectividad y los perfiles de seguridad (Lessa, *et al.,* 2015; Tojo, *et al,* 2015).

OBJETIVO DEL ESTUDIO

A usted se le está invitando a participar en un estudio de investigación que tiene como objetivos:
Evaluar el impacto del consumo de una bebida biotecnológica (con probióticos aislados y extraídos del pulque) en estudiantes con Síndrome de Intestino Irritable diagnosticados por Roma IV para analizar cambios en la microbiota intestinal mediante técnicas moleculares para identificar cambios en los taxones bacterianos.

BENEFICIOS DEL ESTUDIO

Varios grupos de investigación han centrado sus estudios en determinar cómo el consumo de probióticos y prebióticos modifican la composición de la microbiota intestinal proporcionando beneficios a la salud. Hay estudios de diversa índole que aportan evidencia sobre el papel de la microbiota intestinal en el SII y describen diversas

alteraciones en la composición taxonómica de la microbiota, en su composición funcional, y en las interacciones microbiota-huésped. Uno de los principales hallazgos es la alteración en el proceso de fermentación colónica (FODMAPs). Estudios sobre modelos experimentales muestran que alteraciones en la microbiota intestinal pueden conducir a cambios en la función sensorio-motora, con alteración en la motilidad e hipersensibilidad. La microbiota intestinal es un componente esencial en la promoción, mantenimiento, y función de la barrera intestinal. Diferentes estudios muestran una función de barrera alterada en el SII, con el subsiguiente aumento de la permeabilidad intestinal, a través de diversos mecanismos (Tojo *et al.* 2016).
Una infección entérica resulta en una profunda alteración en la diversidad microbiana del huésped, con depleción de *Eubacterium, Bacteroides, Prevotella, Bifidobacterium, Lactobacillus,* y *Faecalibacterium prausnitzii,* y un cambio en el ratio anaerobios/aerobios. (Tojo *et al.* 2016).
Tras lo expuesto anteriormente, podemos resumir que la influencia de la microbiota intestinal en el desarrollo de enfermedades tales como el síndrome de intestino irritable está siendo ampliamente estudiada y, a pesar de que los mecanismos específicos que contribuyen a este proceso son aún desconocidos, las alteraciones producidas en el perfil bacteriano intestinal a través de la dieta pueden representar un factor etiológico relevante. Este estudio permitirá que en un futuro otros pacientes puedan beneficiarse del conocimiento obtenido debido a que conocer la composición de la microbiota se considera una alternativa potencial a la hora de tratar o prevenir el desarrollo de diversas patologías como el SII con probióticos que podemos obtener a través de una bebida milenaria tradicional en la cultura mexicana. El aislamiento y la evaluación del potencial probiótico de LAB de productos no lácteos para la formulación de alimentos funcionales que promueven la salud han sido una actividad de tendencia (Tripathi y Giri, 2014). Este tipo de productos que contienen cepas bacterianas probióticas, pero a base de jugos, frutas y cereales, ofrecen ventajas significativas como alternativa a los productos funcionales basados en productos lácteos, como el **colesterol bajo y la ausencia de sustancias alergénicas para los lácteos** (Soccol et al., 2012). El LAB detectado como las bacterias más abundantes en pulque como Lactobacillus acidophilus y L. plantarum, se propone desempeñar un papel importante también debido a sus actividades antimicrobianas. La resistencia natural de estos LAB al pH final del pulque y al contenido de alcohol, su abundancia al final de la fermentación (Escalante et al., 2008) y la aplicación tradicional de pulque para el tratamiento de enfermedades gastrointestinales sugieren que el LAB involucrado en la fermentación por pulque son posibles candidatos probióticos (Escalante, 2016).

PROCEDIMIENTOS DEL ESTUDIO

En caso de aceptar participar en el estudio se le realizarán algunas preguntas para obtener datos personales generales como nombre y ocupación, además de preguntas que incluyan datos como frecuencia de consumo de ciertos grupos de alimentos y enfermedades que puedan dilucidar si pueden ser candidatos a la investigación. En la misma entrevista se les tomarán antropométricos como peso y estatura. Posteriormente, a los candidatos seleccionados se les hará la prueba de Roma III para obtener sujetos que padezcan SII. Todos estos datos serán recabados en formatos anteriormente elaborados, para su posterior diagnóstico. Una vez elegidos los sujetos, se les solicitará una muestra de heces fecales con el fin de identificar la composición de la microbiota intestinal presente, para lo cual se les proporcionará un frasco estéril para recolección de materia fecal. Una vez entregadas las muestras, se tendrá una intervención con una bebida biotecnológica formulada con 1x109 UFC (Guglielmetti *et al,* 2011) mediante bacterias probióticas aisladas originarias del pulque, en su mayoría lácticas, buscando una buena palatabilidad.

RIESGOS ASOCIADOS CON EL ESTUDIO

Como todos los medicamentos, el consumo de probióticos puede tener efectos adversos. Aunque no se han observado a las dosis recomendadas efectos adversos con el consumo de probióticos y prebióticos, en algunos casos aislados se han descrito los siguientes efectos adversos respecto a los *Lactobacillus:* erupciones cutáneas, gases, eructos, hipo y estreñimiento (AEMPS, 2003). Si se observa estos o cualquier otro efecto adverso no descrito en este prospecto, consulte a su médico e indíquelo al investigador responsable.

ESTE ESTUDIO CONSTA DE LAS SIGUIENTES FASES:

1. La primera implica recolección de datos personales y antropométricos, así como una frecuencia de consumo semanal rápida y preguntas acerca de signos y síntomas clínicos gastrointestinales característicos del síndrome de intestino irritable.
2. La segunda parte del estudio consistirá en la aplicación de una prueba diagnóstica validada llamada Roma III, la cual arrojará un resultado sobre si existe o no el síndrome de intestino irritable.
3. Posteriormente, sólo se le pedirá a los sujetos positivos a SII una muestra de heces fecales para analizar su composición microbiológica para lo cual se proporcionará un frasco estéril.
4. Una vez entregada la muestra fecal, se le pedirá que consuma una bebida formulada con probióticos propios del pulque durante 6 semanas.

5. Al finalizar la intervención, se le pedirá nuevamente una muestra de heces fecales para analizar su composición microbiológica y analizar el efecto en la microbiota intestinal, para lo cual se proporcionará un frasco estéril.

Se debe ser cuidadoso con la toma de las muestras de heces fecales ya que deben ser entregadas al investigador a la brevedad, como dos horas máximo, para evitar que se degrade el ADN bacteriano contenido en ellas.

ACLARACIONES

- Su decisión de participar en el estudio es completamente voluntaria.
- No habrá ninguna consecuencia desfavorable para usted, en caso de no aceptar la invitación.
- Si decide participar en el estudio puede retirarse en el momento que lo desee, aun cuando el investigador responsable no se lo solicite, pudiendo informar o no, las razones de su decisión, la cual será respetada en su integridad.
- No tendrá que hacer gasto alguno durante el estudio.
- No recibirá pago por su participación.
- En el transcurso del estudio usted podrá solicitar información actualizada sobre el mismo, al investigador responsable.
- La información obtenida en este estudio, utilizada para la identificación de cada paciente, será mantenida con estricta confidencialidad por el grupo de investigadores.
- En caso de que usted desarrolle algún efecto adverso secundario no previsto, tiene derecho a una indemnización, siempre que estos efectos sean consecuencia de su participación en el estudio.
- Usted también tiene acceso a las Comisiones de Investigación y Ética de la Facultad de Medicina de la UPAEP en caso de que tenga dudas sobre sus derechos como participante del estudio a través de:

Dr. Juan Ángel Alonso Avelino
Presidente del Comité de Ética en Investigación UPAEP
juanangel.alonso@upaep.mx

Si considera que no hay dudas ni preguntas acerca de su participación, puede, si así lo desea, firmar la Carta de Consentimiento Informado que forma parte de este documento.

CARTA DE CONSENTIMIENTO INFORMADO

Yo, ____ he leído y comprendido la información anterior y mis preguntas han sido respondidas de manera satisfactoria. He sido informado y entiendo que los datos obtenidos en el estudio pueden ser publicados o difundidos con fines científicos. Convengo en participar en este estudio de investigación. Recibiré una copia firmada y fechada de esta forma de consentimiento.

______________________________	____________________
Firma del participante o del padre o tutor	**Fecha**
______________________________	____________________
Testigo 1	**Fecha**
______________________________	____________________
Testigo 2	**Fecha**

Esta parte debe ser completada por el Investigador (o su representante):

He explicado al Sr(a). ____ la naturaleza y los propósitos de la investigación; le he explicado acerca de los riesgos y beneficios que implica su participación. He contestado a las preguntas en la medida de lo posible y he preguntado si tiene alguna duda. Acepto que he leído y conozco la normatividad correspondiente para realizar investigación con seres humanos y me apego a ella.
Una vez concluida la sesión de preguntas y respuestas, se procedió a firmar el presente documento.

______________________________	____________________
Firma del investigador	**Fecha**

Quedo de usted:

LN. Sara Paulina Gallegos Orozco
sarapaulina.gallegos@upaep.edu.mx
MS. Laura Márquez Morales
laura.marquez@upaep.mx
Dra. Beatriz Pérez Armendáriz
beatriz.perez@upaep.mx

Anexo VI. Carta de revocación del consentimiento

CARTA DE REVOCACIÓN DEL CONSENTIMIENTO

Título del protocolo: Evaluación del impacto de los probióticos en la microbiota intestinal de estudiantes mexicanos con Síndrome de intestino irritable.

Investigador principal: MCs. Laura Márquez Morales, Dra. Beatriz Pérez Armendáriz, Dr. Elie Girgis ElKassis, Dr. Fidel Martínez Gutiérrez, LN. Sara Paulina Gallegos Orozco

Sede donde se realizará el estudio: Universidad Popular Autónoma del Estado de Puebla

Nombre del participante: ____

Por este conducto deseo informar mi decisión de retirarme de este protocolo de investigación por las siguientes razones: (Este apartado es opcional y puede dejarse en blanco si así lo desea el paciente)

____

____

____

____

Si el paciente así lo desea, podrá solicitar que le sea entregada toda la información que se haya recabado sobre él, con motivo de su participación en el presente estudio.

______________________________	____________________
Firma del participante o del padre o tutor	**Fecha**
______________________________	____________________
Testigo	**Fecha**
______________________________	____________________
Testigo	**Fecha**

c.c.p El paciente.

(Se deberá elaborar por duplicado quedando una copia en poder del paciente)

Anexo VII. Carta compromiso por parte del investigador de proteger la confidencialidad de los datos personales y respeto de la privacidad de

CARTA COMPROMISO POR PARTE DEL INVESTIGADOR DE PROTECCIÓN DE CONFIDENCIALIDAD DE DATOS PERSONAS Y RESPETO A LA PRIVACIDAD

Yo **Sara Paulina Gallego Orozco** en mi calidad de investigadora del proyecto de investigación: "Evaluación del efecto de una bebida simbiótica en la microbiota intestinal de estudiantes mexicanos con Síndrome de intestino irritable."; Mediante el presente documento me comprometo, una vez aprobado por el Comité de Bioética de nuestra institución, a asumir el compromiso de respetar y hacer respetar las normas éticas de la investigación en seres humanos, en unión con los valores y principios éticos universalmente proclamados. De igual forma me notifico en la obligatoriedad de garantizar que el procedimiento del consentimiento informado se lleve a cabo de tal forma que promueva la autonomía del participante, resguardar sus datos confidenciales y a hacer uso de su información únicamente con fines científicos del proyecto de investigación. Finalmente me comprometo a reportar cualquier desviación del proyecto al comité de bioética correspondiente y hacer un informe final al término del estudio para su posterior reporte y comunicar los efectos adversos al comité de bioética.

A T E N T A M E N T E

____

Firma

LN. Sara Paulina Gallegos Orozco

- **IBSSS población general**

Two-Sample T-Test and CI: C2, C1

Two-sample T for C2

C1	N	Mean	StDev	SE Mean
GA	8	125.0	62.7	22
GD	8	80.6	42.5	15

Difference = μ (GA) - μ (GD)
Estimate for difference: 44.4
95% CI for difference: (-13.1, 101.8)
T-Test of difference = 0 (vs ≠): T-Value = 1.66 P-Value = 0.120 DF = 14
Both use Pooled StDev = 53.5670

- **IBSSS controles**

Two-Sample T-Test and CI: C2, C1

Two-sample T for C2

C1	N	Mean	StDev	SE Mean
gac	2	95.00	7.07	5.0
gdc	2	55.00	7.07	5.0

Difference = μ (gac) - μ (gdc)
Estimate for difference: 40.00
95% CI for difference: (9.58, 70.42)
T-Test of difference = 0 (vs ≠): T-Value = 5.66 P-Value = 0.030 DF = 2
Both use Pooled StDev = 7.0711

- **IBSSS con tratamiento**

Two-Sample T-Test and CI: C2, C1

Two-sample T for C2

C1	N	Mean	StDev	SE Mean
GA	6	135.0	70.9	29
GD	6	87.5	47.9	20

Difference = μ (GA) - μ (GD)
Estimate for difference: 47.5
95% CI for difference: (-30.3, 125.3)
T-Test of difference = 0 (vs ≠): T-Value = 1.36 P-Value = 0.204 DF = 10
Both use Pooled StDev = 60.4876

- **Bacteroidetes antes y después del tratamiento**

Two-Sample T-Test and CI: C2, C1

Two-sample T for C2

C1	N	Mean	StDev	SE Mean
BA	24	404140	662704	135274
BD	23	239755	309266	64486

Difference = μ (BA) - μ (BD)
Estimate for difference: 164386
95% CI for difference: (-141690, 470461)
T-Test of difference = 0 (vs ≠): T-Value = 1.08 P-Value = 0.285 DF = 45
Both use Pooled StDev = 520795.5308

- **Firmicutes antes y después del tratamiento**

Two-Sample T-Test and CI: C2, C1

Two-sample T for C2

C1	N	Mean	StDev	SE Mean
FA	24	486946	381816	77938
FD	24	633260	641682	130983

Difference = μ (FA) - μ (FD)
Estimate for difference: -146314
95% CI for difference: (-453113, 160485)
T-Test of difference = 0 (vs ≠): T-Value = -0.96 P-Value = 0.342 DF = 46
Both use Pooled StDev = 527986.3441

- **Pacientes con intervención: *Bacteroidetes* antes y después**

Two-Sample T-Test and CI: C2, C1

Two-sample T for C2

C1	N	Mean	StDev	SE Mean
BA	18	525608	728972	171820
BD	17	118118	119240	28920

Difference = μ (BA) - μ (BD)
Estimate for difference: 407489
95% CI for difference: (42976, 772003)
T-Test of difference = 0 (vs ≠): T-Value = 2.27 P-Value = 0.030 DF = 33
Both use Pooled StDev = 529760.0240

- **Pacientes controles: *Bacteroidetes* antes y después**

Two-Sample T-Test and CI: C2, C1

Two-sample T for C2

C1	N	Mean	StDev	SE Mean
BA	6	39738	31430	12831
BD	6	584392	427207	174407

Difference = μ (BA) - μ (BD)
Estimate for difference: -544654
95% CI for difference: (-934306, -155001)
T-Test of difference = 0 (vs ≠): T-Value = -3.11 P-Value = 0.011 DF = 10
Both use Pooled StDev = 302897.7273

- **Pacientes con intervención: *Firmicutes* antes y después**

Two-Sample T-Test and CI: C2, C1

Two-sample T for C2

C1	N	Mean	StDev	SE Mean
FA	18	566489	398470	93920
FD	18	317190	359639	84768

Difference = μ (FA) - μ (FD)
Estimate for difference: 249299
95% CI for difference: (-7815, 506413)
T-Test of difference = 0 (vs ≠): T-Value = 1.97 P-Value = 0.057 DF = 34
Both use Pooled StDev = 379551.3501

- **Pacientes controles: *Firmicutes* antes y después**

Two-Sample T-Test and CI: C2, C1

Two-sample T for C2

C1	N	Mean	StDev	SE Mean
FA	6	248319	199118	81290
FD	6	1581472	125508	51238

Difference = μ (FA) - μ (FD)
Estimate for difference: -1333153
95% CI for difference: (-1547256, -1119050)
T-Test of difference = 0 (vs ≠): T-Value = -13.87 P-Value = 0.000 DF = 10
Both use Pooled StDev = 166433.4886

- **ANOVA CONTROLES E INTERVENCIÓN BACTEROIDETES Y FIRMICUTES**

One-way ANOVA: C2 versus C1

Method

Null hypothesis	All means are equal
Alternative hypothesis	At least one mean is different
Significance level	$\alpha = 0.05$

Equal variances were assumed for the analysis.

Factor Information

Factor	Levels	Values
C1	8	BAC, BAI, BDC, BDI, FAC, FAI, FDC, FDI

Analysis of Variance

Source	DF	Adj SS	Adj MS	F-Value	P-Value
C1	7	1.14557E+13	1.63653E+12	9.20	0.000
Error	87	1.54744E+13	1.77867E+11		
Total	94	2.69301E+13			

Model Summary

S	R-sq	R-sq(adj)	R-sq(pred)
421743	42.54%	37.92%	34.17%

Means

C1	N	Mean	StDev	95% CI
BAC	6	39738	31430	(-302479, 381956)
BAI	18	525608	728972	(328028, 723187)
BDC	6	584392	427207	(242174, 926610)
BDI	17	118118	119240	(-85189, 321426)
FAC	6	248319	199118	(-93899, 590537)
FAI	19	546263	397153	(353953, 738572)
FDC	6	1581472	125508	(1239254, 1923690)
FDI	17	325131	369077	(121823, 528439)

Pooled StDev = 421743

Tukey Pairwise Comparisons

Grouping Information Using the Tukey Method and 95% Confidence

C1	N	Mean	Grouping
FDC	6	1581472	A
BDC	6	584392	B
FAI	19	546263	B
BAI	18	525608	B
FDI	17	325131	B

FAC 6 248319 B
BDI 17 118118 B
BAC 6 39738 B

Means that do not share a letter are significantly different.

Tukey Simultaneous 95% CIs

- ## One-way ANOVA: C2 versus C1 Paciente control 1

Method

Null hypothesis	All means are equal
Alternative hypothesis	At least one mean is different
Significance level	$\alpha = 0.05$

Equal variances were assumed for the analysis.

Factor Information

Factor	Levels	Values
C1	4	ba1, bd1, fa1, fd1

Analysis of Variance

Source	DF	Adj SS	Adj MS	F-Value	P-Value
C1	3	4.68170E+12	1.56057E+12	274.28	0.000
Error	8	45517621723	5689702715		
Total	11	4.72722E+12			

Model Summary

S	R-sq	R-sq(adj)	R-sq(pred)
75430.1	99.04%	98.68%	97.83%

Means

C1	N	Mean	StDev	95% CI
ba1	3	11364	1494	(-89061, 111790)
bd1	3	957505	89476	(857080, 1057931)
fa1	3	78660	6264	(-21766, 179085)
fd1	3	1505728	121291	(1405302, 1606153)

Pooled StDev = 75430.1

Tukey Pairwise Comparisons

Grouping Information Using the Tukey Method and 95% Confidence

C1	N	Mean	Grouping
fd1	3	1505728	A
bd1	3	957505	B
fa1	3	78660	C

ba1 3 11364 C

Means that do not share a letter are significantly different.

Tukey Simultaneous 95% CIs

- **One-way ANOVA: C2 versus C1 Paciente control 4**

Method

Null hypothesis All means are equal
Alternative hypothesis At least one mean is different
Significance level α = 0.05

Equal variances were assumed for the analysis.

Factor Information

Factor	Levels	Values
C1	4	ba4, bd4, fa4, fd4

Analysis of Variance

Source	DF	Adj SS	Adj MS	F-Value	P-Value
C1	3	4.75300E+12	1.58433E+12	124.61	0.000
Error	8	1.01712E+11	12713988689		
Total	11	4.85471E+12			

Model Summary

S	R-sq	R-sq(adj)	R-sq(pred)
112756	97.90%	97.12%	95.29%

Means

C1	N	Mean	StDev	95% CI
ba4	3	68112	7225	(-82008, 218233)
bd4	3	211278	174982	(61158, 361399)
fa4	3	417979	112817	(267858, 568099)
fd4	3	1657216	86357	(1507096, 1807337)

Pooled StDev = 112756

Tukey Pairwise Comparisons

Grouping Information Using the Tukey Method and 95% Confidence

C1	N	Mean	Grouping
fd4	3	1657216	A
fa4	3	417979	B
bd4	3	211278	B C
ba4	3	68112	C

Means that do not share a letter are significantly different.

Tukey Simultaneous 95% CIs

- ## One-way ANOVA: C2 versus C1 PACIENTE 2 SIMBIÓTICO

Method

Null hypothesis All means are equal
Alternative hypothesis At least one mean is different
Significance level $\alpha = 0.05$

Equal variances were assumed for the analysis.

Factor Information

Factor	Levels	Values
C1	4	BA2, BD2, FA2, FD2

Analysis of Variance

Source	DF	Adj SS	Adj MS	F-Value	P-Value
C1	3	2.46963E+12	8.23209E+11	78.53	0.000
Error	8	83863931742	10482991468		
Total	11	2.55349E+12			

Model Summary

S	R-sq	R-sq(adj)	R-sq(pred)
102386	96.72%	95.48%	92.61%

Means

C1	N	Mean	StDev	95% CI
BA2	3	408707	76639	(272393, 545022)
BD2	3	104395	175125	(-31920, 240709)
FA2	3	1226651	59980	(1090337, 1362966)
FD2	3	133437	42332	(-2878, 269751)

Pooled StDev = 102386

Tukey Pairwise Comparisons

Grouping Information Using the Tukey Method and 95% Confidence

C1	N	Mean	Grouping
FA2	3	1226651	A
BA2	3	408707	B
FD2	3	133437	C
BD2	3	104395	C

Means that do not share a letter are significantly different.

Tukey Simultaneous 95% CIs

- ## One-way ANOVA: C2 versus C1 PACIENTE 3 SIMBIOTICO

Method

Null hypothesis	All means are equal
Alternative hypothesis	At least one mean is different
Significance level	α = 0.05

Equal variances were assumed for the analysis.

Factor Information

Factor	Levels	Values
C1	4	BA3, BD3, FA3, FD3

Analysis of Variance

Source	DF	Adj SS	Adj MS	F-Value	P-Value
C1	3	73010553728	24336851243	17.70	0.001
Error	8	11002624923	1375328115		
Total	11	84013178651			

Model Summary

S	R-sq	R-sq(adj)	R-sq(pred)
37085.4	86.90%	81.99%	70.53%

Means

C1	N	Mean	StDev	95% CI
BA3	3	96871	7751	(47497, 146245)
BD3	3	256245	71167	(206870, 305619)
FA3	3	306016	10376	(256642, 355391)
FD3	3	194840	16398	(145466, 244214)

Pooled StDev = 37085.4

Tukey Pairwise Comparisons

Grouping Information Using the Tukey Method and 95% Confidence

C1	N	Mean	Grouping
FA3	3	306016	A
BD3	3	256245	A B
FD3	3	194840	B
BA3	3	96871	C

Means that do not share a letter are significantly different.

Tukey Simultaneous 95% CIs

- ## One-way ANOVA: C2 versus C1 PACIENTE 5 SIMBIOTICO

Method

Null hypothesis	All means are equal
Alternative hypothesis	At least one mean is different
Significance level	$\alpha = 0.05$

Equal variances were assumed for the analysis.

Factor Information

Factor	Levels	Values
C1	4	BA5, BD5, FA5, FD5

Analysis of Variance

Source	DF	Adj SS	Adj MS	F-Value	P-Value
C1	3	62650166756	20883388919	2.33	0.150
Error	8	71615180315	8951897539		
Total	11	1.34265E+11			

Model Summary

S	R-sq	R-sq(adj)	R-sq(pred)
94614.5	46.66%	26.66%	0.00%

Means

C1	N	Mean	StDev	95% CI
BA5	3	358670	110557	(232703, 484637)
BD5	3	172286	117249	(46319, 298253)
FA5	3	338032	50778	(212064, 463999)
FD5	3	287178	85199	(161211, 413145)

Pooled StDev = 94614.5

Tukey Pairwise Comparisons

Grouping Information Using the Tukey Method and 95% Confidence

C1	N	Mean	Grouping
BA5	3	358670	A
FA5	3	338032	A
FD5	3	287178	A
BD5	3	172286	A

Means that do not share a letter are significantly different.

Tukey Simultaneous 95% CIs

Interval Plot of C2 vs C1

- ## One-way ANOVA: C2 versus C1 PACIENTE 6 SIMBIOTICO

Method

Null hypothesis	All means are equal
Alternative hypothesis	At least one mean is different
Significance level	α = 0.05

Equal variances were assumed for the analysis.

Factor Information

Factor	Levels	Values
C1	4	BA6, BD6, FA6, FD6

Analysis of Variance

Source	DF	Adj SS	Adj MS	F-Value	P-Value
C1	3	2.06635E+11	68878240328	38.54	0.000
Error	8	14296648266	1787081033		
Total	11	2.20931E+11			

Model Summary

S	R-sq	R-sq(adj)	R-sq(pred)
42273.9	93.53%	91.10%	85.44%

Means

C1	N	Mean	StDev	95% CI
BA6	3	214490	22611	(158207, 270772)
BD6	3	103030	80621	(46748, 159312)
FA6	3	358136	11655	(301854, 414418)
FD6	3	5625	1236	(-50657, 61907)

Pooled StDev = 42273.9

Tukey Pairwise Comparisons

Grouping Information Using the Tukey Method and 95% Confidence

C1	N	Mean	Grouping
FA6	3	358136	A
BA6	3	214490	B
BD6	3	103030	C
FD6	3	5625	C

Means that do not share a letter are significantly different.

Tukey Simultaneous 95% CIs

One-way ANOVA: C2 versus C1 PACIENTE 7 SIMBIOTICO

Method

Null hypothesis	All means are equal
Alternative hypothesis	At least one mean is different
Significance level	$\alpha = 0.05$

Equal variances were assumed for the analysis.

Factor Information

Factor	Levels	Values
C1	4	ba7, bd7, fa7, fd7

Analysis of Variance

Source	DF	Adj SS	Adj MS	F-Value	P-Value
C1	3	8.33143E+12	2.77714E+12	1138.17	0.000
Error	8	19520078375	2440009797		
Total	11	8.35095E+12			

Model Summary

S	R-sq	R-sq(adj)	R-sq(pred)
49396.5	99.77%	99.68%	99.47%

Means

C1	N	Mean	StDev	95% CI
ba7	3	2073586	91428	(2007821, 2139351)
bd7	3	21933	7345	(-43832, 87698)
fa7	3	222460	21004	(156694, 288225)
fd7	3	233000	30098	(167235, 298765)

Pooled StDev = 49396.5

Tukey Pairwise Comparisons

Grouping Information Using the Tukey Method and 95% Confidence

C1	N	Mean	Grouping
ba7	3	2073586	A
fd7	3	233000	B
fa7	3	222460	B
bd7	3	21933	C

Means that do not share a letter are significantly different.

Tukey Simultaneous 95% CIs

- ## One-way ANOVA: C2 versus C1 PACIENTE 8 SIMBIOTICO

Method

Null hypothesis	All means are equal
Alternative hypothesis	At least one mean is different
Significance level	α = 0.05

Equal variances were assumed for the analysis.

Factor Information

Factor	Levels	Values
C1	4	ba8, bd8, fa8, fd8

Analysis of Variance

Source	DF	Adj SS	Adj MS	F-Value	P-Value
C1	3	2.69244E+12	8.97479E+11	30.37	0.000
Error	7	2.06867E+11	29552372111		
Total	10	2.89930E+12			

Model Summary

S	R-sq	R-sq(adj)	R-sq(pred)
171908	92.86%	89.81%	83.95%

Means

C1	N	Mean	StDev	95% CI
ba8	3	1323	283	(-233369, 236015)
bd8	2	17173	1263	(-270264, 304611)
fa8	3	947639	220029	(712947, 1182330)
fd8	3	1049059	234563	(814368, 1283751)

Pooled StDev = 171908

Tukey Pairwise Comparisons

Grouping Information Using the Tukey Method and 95% Confidence

C1	N	Mean	Grouping	
fd8	3	1049059	A	
fa8	3	947639	A	
bd8	2	17173		B
ba8	3	1323		B

Means that do not share a letter are significantly different.

Tukey Simultaneous 95% CIs

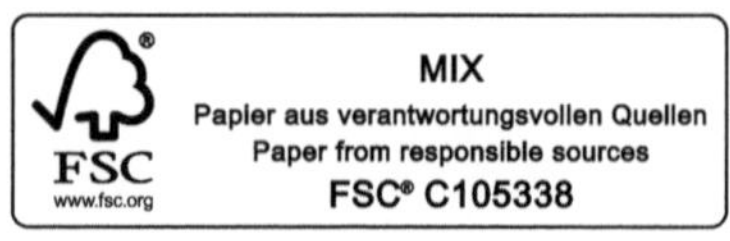

Printed by Books on Demand GmbH, Norderstedt / Germany